AGENCE DE LA PLAGE

13, Avenue de la Gare, 13 — Berck-Plage.

CH. DEQUÉKER, Directeur

700 Chalets et Appartements

A LOUER

Dont le prix varie suivant la situation et le confortable.

La confiance dont jouit l'**Agence Dequéker** depuis de longues années est due à la garantie d'hygiène et de salubrité des locaux à elle confiés en gérance par les propriétaires, ainsi qu'à la modicité de ses prix.

En dehors de la *presque totalité des Terrains et des Villas et Chalets à vendre* à la plage, l'Agence Dequéker est spécialement chargée, comme seul agent général, de la vente de 50,000 mètres carrés de la Société civile des Dunes à 1 kilomètre de la plage de Berck, tous terrains donnant face ou avec vue de mer.

PRIX :
De 5 à 20 francs le mètre carré.

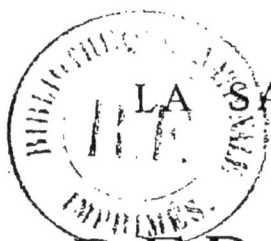

LA SANTÉ PAR LA MER

BERCK-PLAGE

DU MÊME AUTEUR

Doit-on se marier ? 1 vol. gr. in-18.

Comment élever nos enfants ? 1 vol. gr. in-18.

Que feront nos garçons ? 1 vol. gr. in-18.

Que faire de nos filles ? 1 vol. gr. in-18.

Comment vivre à deux ? 1 vol. gr. in-18.

Où est le bonheur ? 1 vol. gr. in-18.

L'Art romain. Broch. in-16; ill.

Les Keepsakes et les annuaires illustrés de l'époque romantique. Essai de bibliographie. Br. in-8°; ill.

Bouquiniana. Notes et notules d'un bibliologue. 1 vol. in-12.

TRADUCTIONS :

Les Fidèles Ronins, roman japonais. 1 vol. in-4°, ill.

Les Voyages de Gulliver, par Swift; première trad. complète. 1 vol. in-4°, ill.

Le Vicaire de Wakefield, par Goldsmith. 1 vol. in-4°, ill.

Le Corbeau, poème imité d'Edgar Poe. Br. in-8°.

Sur la piste, par Lady M. Majendie. 1 vol. in-12, ill.

Sabina Zembra, par William Black, 2 vol. in-12, ill.

Gainsborough et sa place dans l'École anglaise, par sir Walter Armstrong. 1 vol in-fol., ill.

Sir Joshua Reynolds, par sir William Armstrong. 1 vol. in-fol., ill.

OUVRAGES A L'USAGE DES CLASSES :

Morceaux choisis des auteurs anglais. 1 vol. in-8°.

Miss Corner's Short History of England. 1 vol. in-12.

Le Thème anglais aux examens; textes et traductions. 2 vol. in-8°.

La Version anglaise aux examens; textes et traductions. 2 vol in-8°.

LA SANTÉ PAR LA MER

BERCK-PLAGE

PAR

B.-H. GAUSSERON

Ouvrage orné de 17 figures.

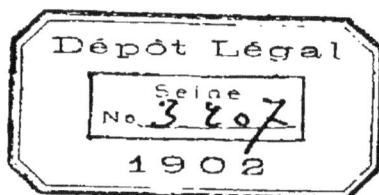

PARIS

IMPRIMERIE LAROUSSE

17, RUE MONTPARNASSE, 17

En vente chez l'auteur, 55 bis, rue de l'Assomption.

1902

IL A ÉTÉ TIRÉ DE CET OUVRAGE

VINGT-CINQ EXEMPLAIRES DE LUXE NUMÉROTÉS

PRIX : 6 FRANCS.

•

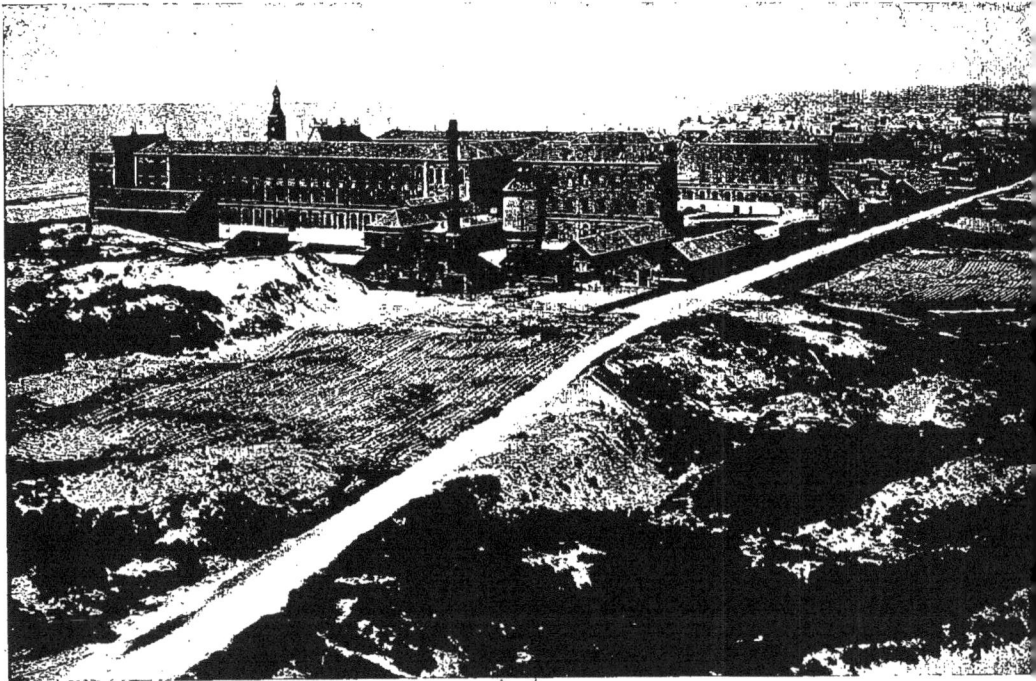

VUE DE BERCK ET DE L'HOPITAL MARITIME. — Phot. Neurdein.

LA SANTÉ PAR LA MER

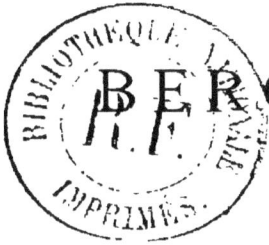

BERCK-PLAGE

I

LES ORIGINES

Berck-Plage il y a un demi-siècle. — Marianne Toute-Seule.
La Veuve Duhamel. — Le Dr Perrochaud.

Il y a environ cinquante ans, l'espace compris entre la petite
ville de Berck (1) et la plage où s'échouent les bateaux de sa
population de pêcheurs était occupé par de maigres pâtures, des
landes marécageuses et un large cordon de dunes nues, cou-
rant sans interruption de l'embouchure de l'Authie, au sud, à
l'embouchure de la Canche, au nord, où se détache, comme un
oasis, le bois de pins du Touquet. Ce fut au milieu de ces dunes,
au bout du chemin qui permettait aux Berckois l'accès de la mer,
que vint, en 1834, s'établir, dans une des rares maisonnettes qui
s'élevaient alors au milieu des sables, une pauvre femme de
Berck, Marianne Gressier, veuve de Philippe Brillard.

Deux ans auparavant le choléra lui avait enlevé son mari et
quatre enfants. Il ne lui en restait plus que deux, une fille et un
garçon, tout petits. Sans aucunes ressources, elle avait imaginé
de prendre en garde sur la plage, ou d'abriter sous son toit les
jours de mauvais temps, les enfants des pêcheuses de crevettes,
de vers, de *coques*, dont les maris étaient en mer et qui préféraient
emmener la marmaille plutôt que de la laisser vagabonder et
patauger dans le ruisseau. Et comme sa maison était isolée de
toutes les autres, qu'elle n'avait, pour y demeurer avec elle,
que *tiote* Marie et *tiot* François, les gens du pays, grands
donneurs de sobriquets, l'appelaient Marianne Toute-Seule.

Elle était bonne pour tous et particulièrement tendre aux
enfants. Le petit peuple dont on lui confiait la garde l'adorait.

C'était le moment où l'on commençait à vanter en France les

(1) Arrondissement de Montreuil-sur-Mer (Pas-de-Calais).

bienfaits du traitement marin pour les enfants anémiés, débiles, atteints de déchéance physiologique. Déjà le Dr Perrochaud, médecin des Enfants assistés de Paris dans l'arrondissement de Montreuil, avait fait confier un certain nombre de petits malades à une femme de Groffliers, hameau voisin de Berck mais assez éloigné de la mer. Cette femme, dont le nom mérite d'être conservé à côté de celui de Marianne Toute-Seule, la veuve Duhamel, transportait deux fois par jour ses pensionnaires sur la plage, pour les baigner et laver leurs plaies avec de l'eau de mer, à laquelle on attribuait alors de merveilleuses vertus curatives.

Cependant la popularité de Marianne Brillard augmentait. Le bruit en parvint aux oreilles du sous-inspecteur des Enfants assistés qui lui donna huit malades. Dans des conditions bien meilleures qu'à Groffliers, sous l'influence constante de l'air marin, les pensionnaires de Marianne Toute-Seule ne tardèrent pas à guérir ou à s'améliorer très notablement. Le Dr Perrochaud, désireux d'étendre ces résultats au plus grand nombre possible de ses pupilles, obtint du directeur de l'Assistance publique, Husson, qu'on adjoignit à Marianne trois religieuses et qu'on installât un service spécial pour trente enfants (1859).

La station maritime de Berck-Plage était fondée.

Marianne Toute-Seule vécut assez pour voir grandir, fructifier et se multiplier, dans des proportions que nul ne pouvait prévoir, la semence que son dévouement avait fait germer. Vingt ans après sa mort, survenue en 1874, le conseil municipal de Berck-sur-Mer commémorait les services rendus par celle dont « la maison servit d'asile aux malheureux », comme le dit l'inscription de la croix sous laquelle elle repose au cimetière, en donnant à la voie ensablée qui longe les chalets dont les fantaisies architecturales et les découpures de bois se pressent et s'étalent là où se dissimulait jadis sa maison solitaire, le nom d'*avenue Marianne-Toute-Seule*. Ce nom est fait pour exciter la curiosité de l'étranger qui flaire une légende et s'informe. Le pêcheur ou l'ânière qu'il interroge lui raconte aussitôt l'histoire. Et c'est ainsi que la mémoire de cette femme de bien se perpétue et se propage non seulement dans les familles des malades qui se succèdent à Berck et qui lui doivent, de génération en génération, la même reconnaissance, mais parmi la foule des touristes et des villégiatureurs, dont l'indifférence a l'agréable surprise d'un mouvement d'émotion.

II

L'HOPITAL MARITIME

L'étroite maison où s'entassaient les trente petits assistés de
la Ville de Paris, ne laissant aux sœurs et à la bonne Marianne
que le grenier pour logement, ne pouvait longtemps suffire. Dès
l'année suivante, l'administration de l'Assistance publique ache-
tait à l'État 3 hectares de lais et relais de mer, au prix de
6 000 francs et, en quatre-vingt-cinq jours, y construisait un
hôpital en bois, à parois doubles, divisé en deux sections réu-
nies par une galerie couverte et contenant chacune cinquante
lits à l'unique étage, un côté pour les filles, l'autre pour les garçons. Le rez-de-chaussée comprenait les réfectoires, les classes,
les salles de réserve, les cellules des religieuses, les bureaux et
le cabinet du médecin. Une construction sans étage fermait ce
quadrilatère, occupée par la pharmacie, la lingerie, l'office, les
cuisines et le réfectoire du personnel. Au milieu, la chapelle
reliée à la galerie en façade de mer, et en dehors, à droite, des
bâtiments indépendants comprenant l'écurie, des remises, la
buanderie et une salle de bains. Le tout coûtait 85 679 francs,
c'est-à-dire 1 000 francs le lit environ.

Sur 380 enfants admis de 1861 à 1863, il n'y eut que 18 morts,
et 234 partirent guéris, tandis que 93 étaient en cours de guérison et que 35 seulement restaient stationnaires.

Ces résultats devaient encourager l'Assistance publique à chan-
ger l'installation provisoire en un établissement définitif et considérablement agrandi. L'impératrice Eugénie, qui s'était vivement intéressée à l'entreprise dès le début, visita Berck en 1864
et en revint enthousiasmée. L'État fit une nouvelle cession à
l'Assistance d'environ 9 hectares et demi de terrain à raison

d'un peu plus de 5 centimes le mètre carré (4962 fr. 35) et, en
juin 1869, avait lieu, en présence de l'impératrice et du prince
impérial, l'inauguration d'un hôpital construit en brique sur
les plans de l'architecte Lavezzari. On l'appela Hôpital Napo-
léon. Il va sans dire que cette appellation ne survécut pas à
l'empire. C'est aujourd'hui l'Hôpital maritime. Les Berckois sont,
cependant, restés fidèles à leur reconnaissance envers celui des
membres de la famille impériale qui leur avait témoigné le plus
d'intérêt : ils ont conservé jusqu'ici le nom de rue de l'Impératrice à la longue voie qui unit la plage au vieux Berck.

Ce nouveau bâtiment, aménagé pour 584 lits et pour les besoins d'un personnel nombreux et d'un service hospitalier con-
venable, coûtait 3 235 130 fr. 83. Les centimes font toujours sourire
dans ces comptes d'entrepreneurs et d'a... rchitectes. L'ancien
édifice en bois, le *Petit-Berck*, était conservé; après avoir subi
quelques modifications, il a été affecté aux malades payants et
est ouvert aux enfants de tous pays, moyennant une pension de
2 fr. 10 par jour. Le grand hôpital est gratuit; l'admission est
prononcée par une commission spéciale qui siège à l'hôpital des
Enfants malades et à l'hôpital Trousseau, à Paris.

Le grand hôpital, dit l'auteur de la notice sur Berck, dans le
volume intitulé *Stations hydro-minérales climatériques et maritimes de la France* (1), « est un vaste édifice en brique formé de
six pavillons, avec un rez-de-chaussée et deux étages, tous reliés
entre eux par des galeries et formant par leur ensemble un carré
auquel se surajoutent des ailes en diverses directions. La façade
principale regarde la mer, dont elle est très rapprochée ».

Cette façade, terminée à chacune de ses extrémités par un
pavillon de trois étages, est occupée par les bureaux et par les
appartements du médecin et des administrateurs. Cette disposition, tout en assurant une vue admirable sur la mer et les soleils
couchants aux hauts fonctionnaires de l'hôpital, relègue les dortoirs et autres locaux destinés aux malades dans les ailes latérales
et les prive ainsi du bénéfice direct des souffles salins. Le D' Cazin
qui, après avoir été interne à l'Hôpital maritime, le dirigea de
1870 à 1891, s'en plaignait souvent et attribuait à ce détail, qu'on
serait tenté de croire insignifiant, une certaine infériorité dans

(1) Ouvrage rédigé par la Société d'hydrologie médicale de Paris. (Paris,
Masson et Cⁱᵉ, 1900; 1 vol. in-8°.)

les résultats qu'il y obtenait, comparés à ceux de telle autre
maison hospitalière où les fenêtres des dortoirs et infirmeries
ouvrent immédiatement sur la grève. Le même fait a été noté
lorsque l'hôpital Cazin-Perrochaud, installé provisoirement à
500 mètres de la plage, fut transporté dans des bâtiments en
bordure de mer.

D'un autre côté, la situation de l'Hôpital maritime offre, sinon
des dangers, du moins de véritables inconvénients. Bâti à
85 mètres de distance de la laisse des plus hautes mers et à 5ᵐ,50
au-dessus de leur niveau, il n'en était plus, en 1877, qu'à
25 mètres. Depuis, on a dû établir des estacades, construire une
large digue dont le sommet forme une terrasse accessible aux
voitures, et remédier chaque année, par des réparations coûteuses, aux dégâts qui se produisent forcément dans un édifice de
cette importance, exposé à la fois aux vents et aux assauts des
vagues, assis sur un sol instable dont le déplacement des allu-
vions de l'Authie modifie incessamment la configuration et que
pénètrent les infiltrations de l'Arche, faible rivière qui jadis
avait là son embouchure, aujourd'hui comblée, mais dont les
eaux ne dévient que lentement et imparfaitement vers le petit
fleuve côtier voisin.

« Le grand hôpital, dit encore l'auteur que nous citions tout
à l'heure, comprend 14 dortoirs de 36 lits chacun et 5 dortoirs
de 16 lits ; 4 pavillons d'isolement lui sont annexés, contenant
ensemble environ 40 lits.

« En 1895 a été élevée une nouvelle annexe, le lazaret, qui renferme encore 60 lits. C'est là que sont reçus les groupes de
malades qui arrivent chaque mois de Paris », dans un wagon
spécial que l'Assistance a fait construire sur la proposition du
Dʳ Navarre, muni de lits-hamacs et si bien équilibré qu'aucun
cahot ne s'y fait sentir. Plus tard, lorsqu'on s'est assuré qu'ils
n'apportent aucun germe de maladie contagieuse, on distribue
les nouveaux venus dans les différentes sections de l'hôpital,
suivant les affections dont ils sont atteints.

On traite à l'Hôpital maritime les diverses manifestations
de la scrofule et de la tuberculose osseuse, adénites, abcès froids,
lupus, périostite, ostéite, tumeurs blanches, coxalgie, scoliose,
mal de Pott sans paralysie, etc.

Les 750 lits que contient normalement l'Hôpital maritime en
y comprenant le petit hôpital payant et le lazaret, ne suffisent

pas toujours et je ne crois pas trop m'avancer en disant que le
nombre des petits malades y atteint parfois 800, s'il ne dépasse
pas ce chiffre. Ils sont reçus à partir de quatre ans jusqu'à
quinze. Aucun règlement ne limite leur séjour; c'est le médecin
qui en décide, à moins que les parents ne les réclament. Le
mouvement est d'environ 60 par mois, soit 700 par an (1).

Le service médical est assuré par un médecin-chirurgien
assisté de quatre internes, dont un pour la pharmacie. A la fin de
1892, l'Hôpital maritime a été laïcisé. Les sœurs franciscaines de
Calais, qui y soignaient les malades, ont été remplacées par des
infirmières dont le recrutement n'a pas eu lieu, dans les pre-
miers temps, sans déboires et sans scandales. Aujourd'hui une
sélection s'est faite et le pli est pris. Ceux qui savent comment
les choses se passent dans les hôpitaux parisiens — et tous ceux
que la question intéresse peuvent facilement le savoir — n'ont
pas besoin qu'on insiste. Ce fut une fâcheuse coïncidence qui fit
que, peu de temps après la laïcisation, l'Hôpital maritime fut
envahi par une épidémie de teigne. Il y eut à ce sujet une cam-
pagne de presse assez vive, que tout le monde n'a pas oubliée.
On dut envoyer plus de deux cents enfants à l'ancienne colonie
pénitentiaire de Moiselles, en Seine-et-Oise, pour soustraire les
autres à la contagion, et c'est alors qu'à la demande du Dr Ménard,
successeur de Henri Cazin comme médecin en chef, fut créé le
lazaret, afin de se garer à l'avenir de pareilles mésaventures (2).

Nous avons omis de dire que, vers 1875, les terrains dépendant
de l'Hôpital maritime s'agrandirent de 10 hectares destinés à
être mis en culture et à fournir les légumes consommés dans
l'établissement. Jusqu'à présent, les récoltes sont sûrement
insuffisantes pour le pot-au-feu des malades; presque tout le
terrain est à l'état de dunes et ce qu'on y remarque le plus, ce
sont des poteaux portant cette inscription : « Il est interdit de
passer dans les garennes de l'Assistance publique. » Mais il n'est
pas interdit de suivre un chemin qui sépare ces « garennes » de
l'hôpital et qui aboutit à la plage, au pied des phares ; il est pénible
pour la vue et pour l'odorat d'y trouver, des deux côtés et sur
la chaussée même, de vieux cotons et des débris de pansements
échappés à l'incinération qui se fait apparemment en cet endroit

(1) *Stations hydro-minérales de France*, p. 408.
(2) L. DUPLAIS. *Berck-sur-Mer, Ville et Plage.* (Paris et Berck, 1900, 1 vol.
in-18 ; 3e édit., p. 229.)

et dont les produits, écrasés par un rouleau gisant à l'ordinaire non loin de là, s'amalgament avec le macadam qu'ils noircissent indiscrètement.

Deux autres établissements reçoivent encore les enfants de l'Assistance publique : le sanatorium des garçons, ou maison Bouville-Baillet, construit avant 1870, agrandi en 1879 et terminé en 1884 (1), est situé sur la route de Berckville à l'Entonnoir. Ainsi s'appelle le fonds de la baie où la dépression des dunes donne un accès large et relativement facile à la plage. C'est le centre même de la vie des baigneurs et des malades soumis au traitement marin.

Le sanatorium des filles, ou Maison Parmentier, est à l'autre extrémité, au point qu'on appelle Terminus, des deux côtés du chemin des Anglais qui fait communiquer cette partie de la côte avec Berckville en traversant le bois et les prairies de la propriété Manier.

Ces deux maisons n'appartiennent pas à l'Assistance. Mais elles reçoivent à titre de pensionnaires les malades que celle-ci leur envoie, au nombre de deux cent cinquante environ, pris parmi les enfants moralement abandonnés et les pupilles de la Ville de Paris. « L'administration de l'Assistance publique fournit les vêtements, les objets de pansement et les médicaments. Elle paye un prix de pension uniforme de 1 fr. 45 par jour et par enfant (2) ». Quelques malades viennent aussi de certaines autres villes, comme Versailles et Arras. Quant aux limites d'âge pour l'admission, elles sont bien plus larges que celles de l'Hôpital maritime et vont de deux à vingt et un ans.

Ces établissements forment chacun un petit « hôpital complet, avec infirmerie, dortoirs, réfectoires, salles de bains et de douches, pavillons d'isolement et lazaret pour les arrivants (3) ». Ils fonctionnent régulièrement depuis 1883.

Le service médical et chirurgical y est assuré par le médecin en chef de l'Hôpital maritime assisté de trois internes des hôpitaux de Paris.

---

(1) L. DUPLAIS. *Berck-sur-Mer*, *Ville et Plage*, p. 240.
(2) *Stations hydro-minérales de France*, p. 410.
(3) *Id.*, *ibid.*

III

L'HOPITAL N. DE ROTHSCHILD ET LE DISPENSAIRE

Fondation de l'hôpital Rothschild.
Il n'est pas exclusivement réservé aux Israélites. — La baronne James.
— Notre-Dame-des-Sables. — L'architecte Lavezzari. — L'hôpital. —
Le chalet. — Statistique. — Le dispensaire fondé par le baron Henri
de Rothschild. — Services qu'il rend et qu'il est appelé à rendre.

Les œuvres de l'Assistance publique ont souvent pour effet d'aiguillonner la charité privée. Le bien que l'une fait montre à l'autre plus vivement le bien qu'il reste à faire et suscite une sorte d'émulation. Nulle part mieux qu'à Berck cette vérité n'apparaît, et le premier témoignage, par la date et par l'importance, qui en ait été donné, est la fondation d'un hôpital gratuit par le baron James de Rothschild. C'est le privilège des favoris de la fortune d'adoucir les maux de ceux qu'elle a déshérités. Il serait à souhaiter que ce privilège fût partout et par tous mis à profit aussi activement et efficacement qu'à Berck par les Rothschild. On parlerait moins de revendications, de reprise et de représailles. Ce n'est pas contre le bon riche que Lazare voulut jamais se révolter.

Quoi qu'il en soit, le baron James de Rothschild, avocat, voulant honorer dignement la mémoire de son père, Nathaniel de Rothschild, le quatrième fils de Nathan de Rothschild, de Londres, lequel s'était retiré des affaires et était venu s'établir à Paris où il avait épousé sa cousine, Charlotte, fille du premier James, fit construire en 1870, l'année même de la mort tragique de Nathaniel, un hôpital destiné aux enfants pauvres, anémiés ou atteints de tuberculose externe, que le fondateur ou ses représentants jugeraient bon d'y accepter.

Disons tout de suite que, si la population de l'hôpital Rothschild se compose pour la plus grande partie de petits Israélites venus de tous les coins du monde, mais surtout des quartiers les plus pauvres de Paris, on y trouve aussi des enfants de toutes les confessions.

Cette absence d'exclusivisme, qui s'allie fort bien à des préférences tout à fait naturelles et légitimes, mérite, à coup sûr, qu'on la mette en relief. Elle se manifeste, d'ailleurs, en toute occasion. La baronne James est une des bienfaitrices de l'hôpital Cazin-Perrochaud, tenu par des sœurs franciscaines et dont nous aurons à nous occuper tout à l'heure. Elle contribue aux frais des fêtes locales, municipales ou religieuses, souscrit pour les réparations et embellissements de Notre-Dame-des-Sables,

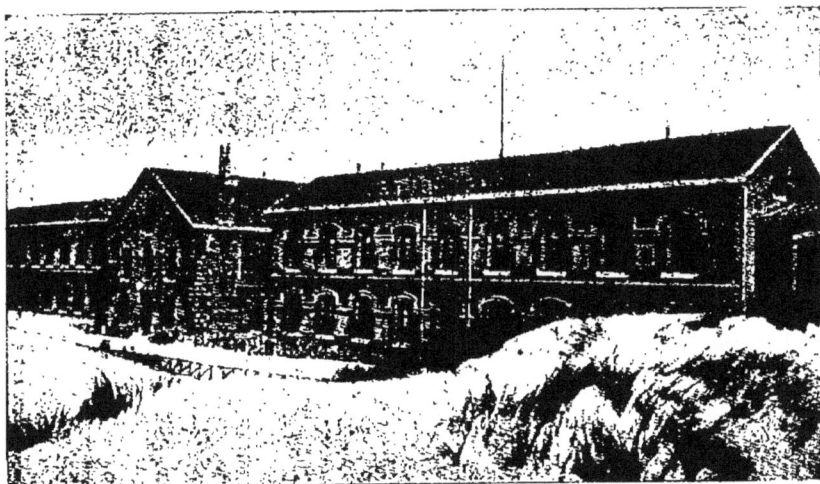

Hôpital Rothschild, construit en 1870.

l'église en bois de Berck-Plage, envoie des cadeaux aux baptêmes, aux épousailles, aux noces d'argent des habitants de la commune qui ont bonne renommée sans ceinture dorée, partage ses achats et les fournitures de sa maison entre tous les boutiquiers de Berck-Plage et se fait universellement aimer. Ses enfants, le baron Henri de Rothschild et la baronne Jane de Leonino, la suivent dans cette voie et la secondent de leur mieux. Elle est « la bienfaitrice ». C'est le nom d'une petite rue qui débouche, presque en face du chalet de la famille, dans la longue rue de Rothschild, comme le témoignage d'une reconnaissance plus profonde et plus intime à côté de la proclamation éclatante de ce même sentiment. Un enthousiaste du conseil municipal berckois proposait récemment de transposer les deux noms Impératrice et Bienfaitrice, de sorte que celle-ci supplantât celle-là et devint le nom de la plus importante artère des deux Berck, tandis que l'autre n'aurait, en souveraine exilée et déchue, qu'un bout de rue sablonneuse et à peine bordée de quelques chalets. Ces avancements et ces rétrogadations semblent bien puérils. Les temps ont changé, sans doute, mais les services rendus sont restés ce qu'ils étaient, et c'est une grande garantie pour tous que le respect des « droits acquis ».

L'hôpital Rothschild se trouva prêt en 1870 à servir d'ambulance. On y soigna vingt-quatre blessés de la guerre francoallemande, aux frais du fondateur. Il n'avait alors que le pavillon central et l'aile du sud. C'est ainsi qu'il fut ouvert aux malades, avec une soixantaine de lits, en mai 1871. Il ne fut terminé qu'après la mort du baron James (25 octobre 1881), par les soins de sa veuve et de son frère, le baron Arthur. L'architecte, M. Émile Lavezzari, qui avait déjà construit l'Hôpital maritime, n'eut qu'à se conformer aux plans dressés par James de Rothschild lui-même.

La situation choisie, dans la partie nord de la plage, bien au-dessus de l'Entonnoir, à un endroit où l'envahissement de la mer n'est pas à craindre, est beaucoup plus heureuse que celle de l'Hôpital maritime.

Voici la description qu'en donne la Société d'hydrologie médicale, dans son livre sur les *Stations hydro-minérales et climatériques de France*.

« Au milieu se trouvent les bâtiments destinés à l'administration et aux services généraux : cabinets de la directrice et du médecin, salle de bains, cuisine, lingerie, parloir.

« Les deux ailes qui de chaque côté s'étalent longuement sur la plage sont destinées : celle de droite aux filles, celle de gauche aux garçons.

« Les infirmeries de l'hôpital sont installées au rez-de-chaussée de ces deux bâtiments latéraux. Les grandes ouvertures des salles d'infirmerie sont établies directement sur la plage. Il faut remarquer cette heureuse disposition, qui présente une importance capitale pour des pièces habitées par des enfants constamment couchés.

« De larges portes font communiquer ces infirmeries avec une grande et belle terrasse donnant immédiatement sur la grève, ce qui permet d'y pousser les enfants couchés et de les y laisser pendant la journée entière avec ou sans l'abri d'une tente.

« La ventilation et le chauffage sont bien assurés par un calorifère à eau chaude du côté des garçons et un calorifère à air chaud du côté des filles.

« A chaque infirmerie est annexée une petite chambre d'isolement. Les deux extrémités du bâtiment sont occupées par des classes où, trois fois par semaine, un instituteur s'occupe de l'instruction des convalescents et des anémiques. » Les enfants couchés sont mis à même de profiter de ces leçons, grâce à d'immenses divans recouverts de cuir, installés au fond de la salle et sur lesquels on peut les étendre.

Près du pavillon central sont les réfectoires; celui des filles est orné du buste en marbre du baron James. Le buste du baron Nathaniel est dans l'infirmerie des garçons. Le service des réfectoires se fait avec de la vaisselle en étain, qui ne se casse pas et qui donne, tant elle est propre, l'illusion de la vaisselle plate.

« Le premier étage renferme les dortoirs des enfants qui peuvent librement aller et venir, et la salle d'opérations avec ses dépendances qui comprennent deux pièces, l'une destinée à recevoir les enfants avant et après les interventions, et l'autre renfermant les étuves sèches, autoclaves, poissonnières, chauffe-linge, appareils de stérilisation, les vitrines aux instruments, etc.

Baron James de Rothschild.
Phot. P. Petit

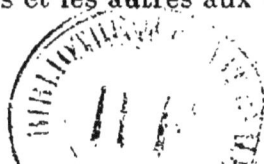

« Au deuxième étage enfin se trouvent le laboratoire et l'installation des appareils de radiographie et de photographie.

« A côté de l'hôpital, mais séparé de lui par une distance de 50 mètres environ, s'élève un pavillon d'isolement qui renferme plusieurs pièces, dont les unes sont destinées aux malades atteints de maladies contagieuses et les autres aux enfants sim-

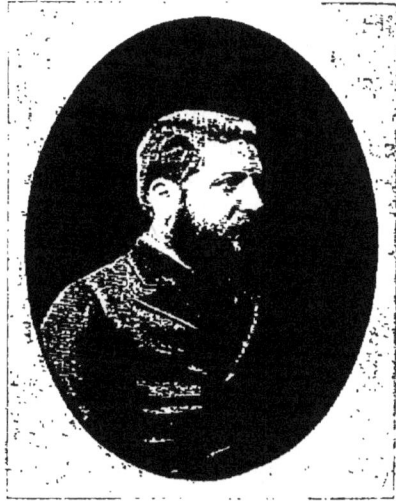

plement suspects. » C'est là aussi qu'on a récemment aménagé l'appartement du Dr Audion, chargé, avec le Dr F. Calot comme chirurgien en chef, du service de l'hôpital et du dispensaire Rothschild.

Au milieu de la grande cour d'entrée, du côté de la terre, est une machine élévatrice qui donne de l'eau extrêmement pure, de sorte que l'hôpital n'est pas tributaire de la Compagnie des eaux qui dessert Berck.

Les écuries et les communs sont indépendants du bâtiment principal.

Enfin le chalet de Mme de Rothschild est construit sur le même terrain que l'hôpital, et la baronne, lorsqu'elle est à Berck, va de ses appartements à l'infirmerie de ses petits malades, sans sortir de chez elle.

La maison dispose d'une centaine de lits. Mais il s'en faut qu'ils soient toujours tous occupés. Au moment où je l'ai visitée, en avril, il n'y avait guère qu'une quarantaine d'enfants. En été ce nombre s'élève à soixante-dix et plus, mais dépasse rarement la centaine. Sur ceux que j'y ai vus, un tiers environ n'étaient pas Israélites. Bien qu'on y reçoive toutes les tuberculoses des os, ouvertes ou non, la plupart des enfants en traitement sont des anémiés. Les Juifs qui viennent constamment de Pologne sur la frontière allemande et en France fournissent le plus fort contingent. Un séjour de quelques mois à la mer suffit ordinairement à les remettre. Aussi la directrice, Mme Katz, fait-elle souvent la navette entre Berck et Paris, y conduisant des enfants guéris, pour en ramener d'autres à guérir.

On est admis de deux à seize ans.

La règle est, à l'hôpital, que dans le traitement des tuberculoses osseuses toute intervention sanglante est bannie. On s'en tient aux méthodes conservatrices qui, tantôt à l'aide de ponctions et d'injections de liquides spéciaux, tantôt à l'aide de redressements et de corrections orthopédiques, modifient et guérissent le mal, sans résection d'os, sans ablation de membre et sans extirpation du foyer tuberculeux.

De 1872 à la fin de 1899, l'hôpital Rothschild a reçu 2 430 malades : 2 307 ont été guéris complètement ou sont partis en très bonne voie de guérison; 108 sont restés stationnaires, étant atteints de dégénérescences viscérales profondes; 15 sont morts,

dont 13 de méningite tuberculeuse, 1 de la diphtérie et 1 d'hé-
mophilie (1).

De l'aveu de tous les médecins et hygiénistes qui l'ont visité,

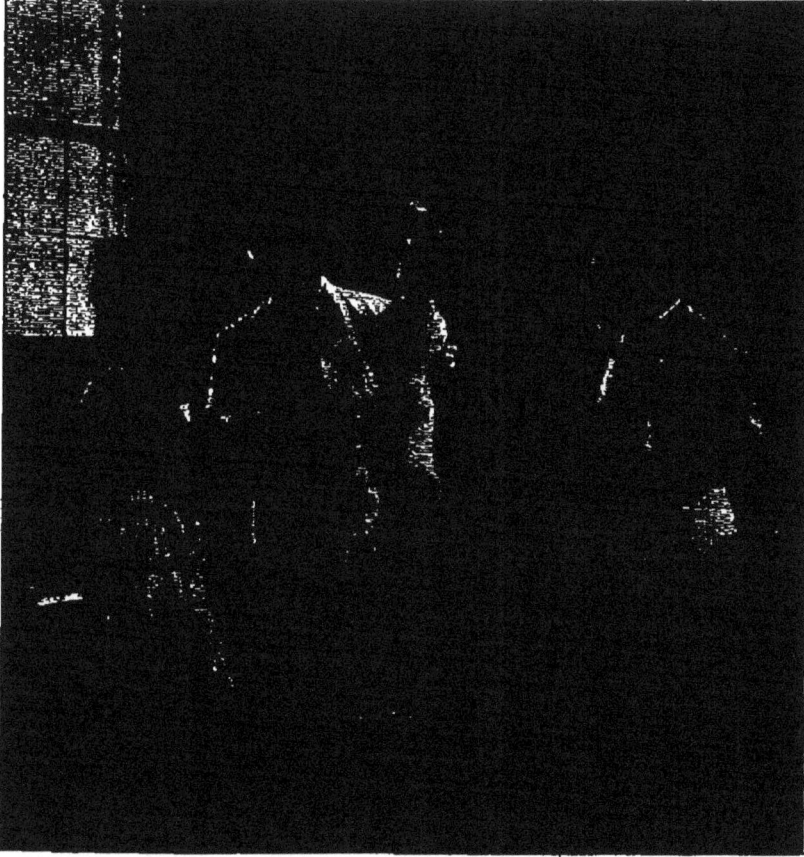

Grand appareil plâtré, avec minerve, fait par le Dr Calot sur un enfant
dans la suspension.

l'hôpital Rothschild est un établissement modèle; non seulement il est admirablement aménagé, mais la propreté la plus

(1) F. CALOT. *L'Hôpital N. de Rothschild à Berck-sur-Mer.* (Paris, G. Masson, 1900; gr. in-16.)

exacte et l'asepsie la plus parfaite y règnent sans défaillance et sans oubli.

L'origine et le but de cette institution sont rappelés par deux tables de marbre blanc qu'on remarque, encastrées à droite et à gauche dans la muraille, lorsqu'on entre dans le vestibule par la grande porte ouvrant sur la mer. Celle de gauche porte en lettres d'or cette inscription :

A LA MÉMOIRE
DE
NATHANIEL, BARON DE ROTHSCHILD
NÉ LE 12 JUILLET 1812, DÉCÉDÉ LE 19 FÉVRIER 1870
CETTE MAISON CONSACRÉE
AU TRAITEMENT DES ENFANTS MALADES.
A ÉTÉ ÉLEVÉE ET FONDÉE
MAI 1872

Et, au-dessous d'un verset en caractères hébraïques, cette traduction :

Les justes, même morts, sont toujours vivants;
leurs œuvres perpétuent leur souvenir.

L'inscription de droite est ainsi conçue :

A LA MÉMOIRE
DE
JAMES, BARON DE ROTSCHILD
NÉ LE 28 OCTOBRE 1814, DÉCÉDÉ LE 25 OCTOBRE 1881
CETTE MAISON FONDÉE PAR LUI
A ÉTÉ TERMINÉE PAR LES SOINS RÉUNIS
DE SA VEUVE ET DE SON FRÈRE
AOUT 1883

Ici un verset hébreu, et au-dessous la traduction :

Le souvenir de celui qui a répandu ses bienfaits
sur les pauvres subsistera éternellement.

Le fils du baron James, le baron Henri, a pris à son tour ce louable moyen de vivre dans la mémoire des hommes en fondant, lorsqu'il était encore étudiant en médecine, un dispensaire au profit de la population de Berck et des environs.

A l'origine, le dispensaire Rothschild devait uniquement servir à la consultation externe des enfants malades, que les règlements de l'hôpital Rothschild ne prévoient pas, et à la distribution des médicaments nécessaires à leurs maladies.

Mais dès son ouverture, le champ d'action fut considérablement élargi, comme en témoigne ce programme affiché à Berck et à Verton en mai et en juin 1892 : « Le dispensaire est ouvert à tous les malades peu aisés, quels que soient leur pays d'origine, leur âge et leur maladie.

« Le dispensaire sera ouvert tous les jours : 1° de 1 heure à 4 heures pour les consultations; 2° de 9 heures à midi pour les pansements.

« En cas d'accidents sérieux, les malades seront reçus au dispensaire, même la nuit, et gardés dans l'établissement jusqu'à ce qu'ils puissent être transportés sans danger à leur domicile. Ils recevront à domicile les soins nécessaires jusqu'à leur guérison.

« Les malades peu aisés qui seront dans l'impossibilité de se rendre au dispensaire, seront visités et soignés à domicile par le personnel de la maison. »

Situé au centre même du pays, dans la rue de l'Impératrice, le dispensaire a toujours été s'agrandissant, et il n'a certes pas pris encore tout le développement auquel il est appelé. Aujourd'hui, on n'y admet qu'exceptionnellement les malades ou blessés étrangers à la commune de Berck et, avant de porter des soins et des secours à domicile, on s'assure qu'on ne fait pas double emploi avec l'Assistance publique, ou qu'on n'évite pas à celle-ci une charge obligatoire. Les maladies contagieuses en sont rigoureusement exclues. La salle d'opérations, sommairement, mais très intelligemment installée, suffit à tous les besoins. De petits dortoirs y ont été annexés pour ceux qu'il est nécessaire de soigner avant et après l'opération et qui ne peuvent l'être chez eux en raison soit de la gravité de leur mal, soit de la misère de leur taudis. Un laboratoire, pourvu des appareils nécessaires aux études microscopiques et bactériologiques ainsi qu'à la photographie, occupe une grande salle très claire et a pour dépendances quatorze cages où l'on entretient des animaux divers, lapins, cochons d'Inde, chiens, etc., pour les inoculations expérimentales utiles aux recherches scientifiques. L'observation de tous les malades est consignée sur des fiches classées et conservées soigneusement. C'est ainsi que, malgré ses dimensions restreintes, le dispensaire offre aux malades toutes les ressources d'un hôpital et au médecin un vaste champ d'expériences (1).

Ajoutons que les mères pauvres y trouvent gratuitement le lait stérilisé dont leurs nourrissons ont besoin et qu'on y distribue des layettes et des vêtements.

Ce qui rend particulièrement précieuse la présence d'un dispensaire aussi libéralement conçu à Berck, c'est que, dans cette commune où les maisons hospitalières ne se comptent plus, il n'en existe aucune où soient reçus en cas de besoin les habitants. L'hôpital général le plus proche est celui de Montreuil, qui n'a pas souvent de lit disponible et qui n'admet les étrangers à la localité que contre une rémunération, modeste sans doute, mais tout à fait prohibitive pour des gens qui n'arrivent pas toujours à gagner le pain quotidien. Or la municipalité de Berck ne dispose que de 3 à 4 000 francs par an pour une population d'environ 8 000 âmes, en majorité composée de pêcheurs dont le rude travail, soumis à tous les caprices des saisons et à tous les dangers de la mer, est bien rarement assez rémunérateur pour leur permettre l'épargne. On comprend donc que, par la force même des choses, à laquelle le fondateur se prête d'ailleurs de toute sa bonne volonté, le dispensaire H. de Rothschild tende de plus en plus à devenir un hôpital général pour la région berckoise. La réalisation de ce progrès — c'en serait un inappréciable — ne rencontrera certainement pas d'obstacle de la part du chirurgien en chef, le Dr F. Calot, non plus que du médecin adjoint, le Dr Audion, dont c'est, je crois, le rêve. La municipalité a tout intérêt à y pousser de son mieux, de sorte qu'on peut prédire sans être grand sorcier qu'à mesure que se présenteront des circonstances et des conditions favorables, les dortoirs du dispensaire s'allongeront et se multiplieront jusqu'à contenir un nombre de lits suffisant pour l'hospitalisation des malades indigents de la commune et des environs immédiats.

(1) F. Calot et H. de Rothschild. *Le Dispensaire H. de Rothschild à Berck-sur-Mer*. (Paris, G. Masson, 1895, in-8°.)

IV

L'ASILE MARITIME

Ses origines. — Son utilité. — Ses ressources. — La charrette et l'âne.

Si les pêcheurs berckois n'ont pas encore d'hôpital, ils ont, du moins, un asile où ils peuvent abriter leur vieillesse, en cas de trop grande misère ou de trop cruel abandon.

« Vers la fin de 1887, dit Mlle L. Duplais dans le curieux et intéressant ouvrage sur Berck que j'ai déjà cité, un homme âgé, heurté par une voiture légère, tomba sous les roues d'un tombereau et fut écrasé. On ne savait où le porter, quand il fut recueilli par Mme Lenoir, propriétaire de la pension de famille *A la Grâce de Dieu*. L'hospitalité accordée par cette dame porta ses fruits. Parmi les spectateurs de l'accident se trouva un cœur généreux qui, prenant en pitié le sort des vieillards sans abri, se promit d'aider et de sa bourse et de son influence à la création d'une maison de secours. »

L'idée de M. V. Lavoisier fut chaudement adoptée par le Dr Cazin, par le Dr Quettier, médecin et pharmacien à Berckville dont le dévouement aux pauvres est proverbial dans le pays, et par d'autres personnes notables. Ils provoquèrent, non sans efforts, un mouvement de générosité dont le résultat fut la construction d'un vaste chalet qui put, en 1891, recevoir sept vieillards. Le terrain sur lequel il s'élève, dans la plaine du Rendon, au-dessus de la rue Rothschild et, actuellement encore, un peu à l'écart des dernières maisons de Berck-Plage de ce côté-là, a été offert à l'œuvre, dont une charité active et constante a fini par assurer à peu près l'existence : elle est reconnue d'utilité publique depuis 1895; la commune et le département lui accordent une subvention annuelle, celui-ci de 500 francs et celle-là de 450; enfin elle a profité, en 1896, d'une somme de 30 000 francs prise sur les fonds du pari mutuel.

L'asile a été agrandi en 1898. Il reçoit des vieillards des deux sexes, et est tenu par quatre sœurs franciscaines, dont une fait les fonctions de directrice. La petite charrette à deux roues, surmontée d'une bâche rousse et traînée par un vigoureux âne noir, dans laquelle ces sœurs vont à la provision, est bien connue des habitants et jouit d'une popularité que partage celle de l'hôpital Cazin-Perrochaud.

L'administration de l'asile est sous le contrôle d'une sorte de comité d'administration qui a Mme James de Rothschild pour présidente d'honneur et qui se compose en outre d'un président, M. Francis Tattegrain, l'artiste peintre dont les toiles immortaliseront la pêche et les pêcheurs de cette côte, d'un vice-président, M. Victor Lavoisier, et du médecin, M. F. Calot.

V

L'HOPITAL CAZIN-PERROCHAUD

Bienfait inattendu de la laïcisation.
Les religieuses franciscaines. — Leur œuvre. — Le monument
Cazin-Perrochaud. — Les lits et leurs fondateurs. — Les conditions
d'admission. — Soins et traitement.

Lorsqu'en 1892 la laïcisation de l'Hôpital maritime — où le Dr Ménard venait d'être nommé en remplacement du Dr Cazin, que le Dr F. Calot suppléait depuis quelque temps déjà — eut forcé les religieuses franciscaines d'abandonner leurs petits malades de l'Assistance publique, elles pensèrent qu'il y en avait d'autres, et qu'elles trouveraient peut-être à glaner encore, après la moisson officielle, dans le champ des misères humaines. De fait, la laïcisation eut ici cet effet excellent et imprévu, de doubler les ressources dont disposait déjà la plage de Berck pour combattre les tuberculoses externes et de susciter, en face de la bienfaisance administrative, un magnifique effort de charité privée.

Les religieuses franciscaines restèrent donc à Berck. Elles louèrent, la première année, une maison rue de l'Impératrice; elles avaient à ce moment, m'a-t-on raconté, pour tous fonds disponibles, une somme de 300 francs. Les petits malades, soignés par elles au prix de 1 fr. 30 par tête et par jour, affluèrent. Beaucoup quittèrent l'Hôpital maritime pour les suivre. Au bout d'un an elles durent déménager et prendre dans la même rue des locaux plus vastes pour loger tout leur monde. Enfin, la troisième saison, elles s'installèrent dans les bâtiments du Grand-Hôtel, au nord et tout près de l'hôpital Rothschild, en face de la mer.

Chez elles désormais, elles aménagèrent l'ancien hôtel d'après le même principe que la maison voisine, ayant soin de disposer leurs infirmeries sur la mer et réservant le rez-de-chaussée pour les malades toujours couchés. Elles l'agrandirent, y ajoutant une belle salle d'opérations qui forme rotonde au centre avec ses annexes, très claire, très commode, bien pourvue des instruments, appareils et accessoires de la science et de l'asepsie modernes, — et des ailes, dont l'une est en partie occupée par une chapelle sur laquelle nous aurons à revenir tout à l'heure, — et elles lui donnèrent le nom des deux docteurs qui avaient créé la station maritime : ce fut dès lors l'hôpital Cazin-Perrochaud.

Nous n'irons pas plus loin, sans mentionner un autre témoignage de reconnaissance donné à la mémoire de ces deux hommes de bien. Un monument a été érigé en l'honneur du Dr Henri Cazin et de son beau-père, le Dr Perrochaud, de Boulogne, dans la large rue qui mène à la gare ; il est adossé au mur du Kursaal. Cette œuvre, dont une souscription a fait les frais, est due au ciseau de Mme Marie Cazin. Elle se compose d'un soubassement de pierre à colonnettes, dont la face est occupée par un bas-relief en bronze représentant une scène de clinique, et les deux côtés par les bustes des deux docteurs. Au-dessus, en un groupe allégorique, de bronze aussi, la Charité console un enfant malade.

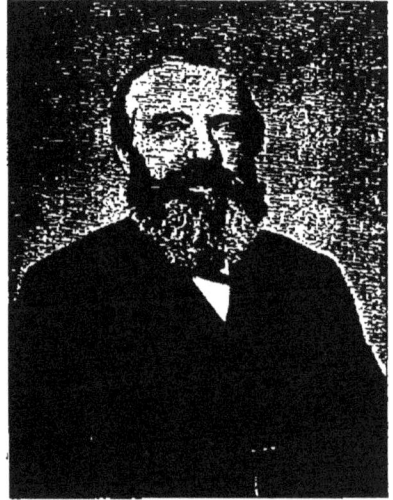

Dr Cazin.

La plupart des lits de l'hôpital Cazin-Perrochaud, dont le nombre atteint aujourd'hui quatre cents, s'il ne le dépasse, ont été fondés par des personnes désireuses de contribuer à une entreprise si véritablement humaine, au profit de tant de pauvres petits, à la fois déshérités de la nature et de la fortune. La fondation d'un lit coûte 100 francs, une fois donnés. Le nom du donateur est inscrit sur une plaque, au pied de chaque lit, de sorte que malades et parents savent à qui ils doivent le bien-être dont ceux-là jouissent et qu'ils peuvent diriger leur reconnaissance vers un objet précis. D'un autre côté, cette publicité tout intime suffit pour exciter l'émulation ; beaucoup qui, sans cela, n'y auraient pas pensé, ne veulent pas faire moins que M. Un Tel ou Mme Une Telle, qu'ils rencontrent dans le monde où ils tiennent le même rang. La vanité, tapie dans nos cœurs, est toujours aux aguets : n'est-ce pas la purifier que de la contenter en faisant le bien ?

L'hôpital Cazin-Perrochaud reçoit les garçons de trois à treize

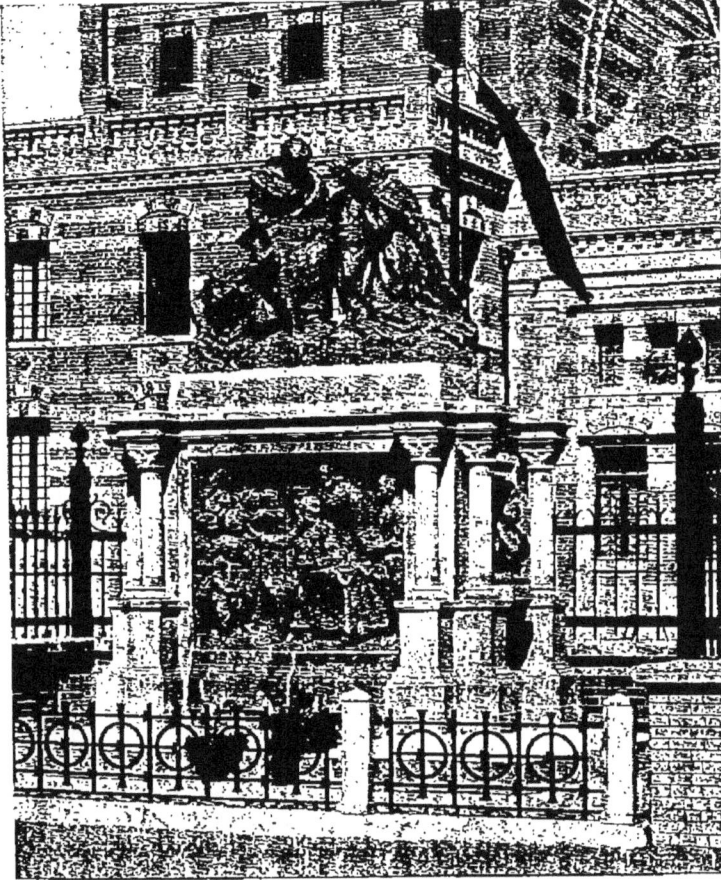

Monument Cazin-Perrochaud. — Phot. Van Blitz.

ans et les filles de trois à seize. Les petits pensionnaires payent 40 francs par mois de novembre à mai, et 50 francs le reste du temps ; ils n'ont pas d'uniforme et sont fournis de linge et de vêtements par leurs familles, mais le traitement et les appareils sont compris dans le prix de la pension. C'est à la supérieure qu'il faut s'adresser pour les admissions. Les anémiés et les affaiblis ont la préférence, en l'absence d'autres considérations. Les tuberculoses avec abcès ouverts ou suppurants ne sont pas reçues volontiers et cela se comprend : les maux de cette nature nécessitent un traitement très long, très minutieux; encore n'est-on pas sûr d'arriver à la guérison. Ne vaut-il pas mieux réserver les efforts qu'on peut faire pour des cas où le succès

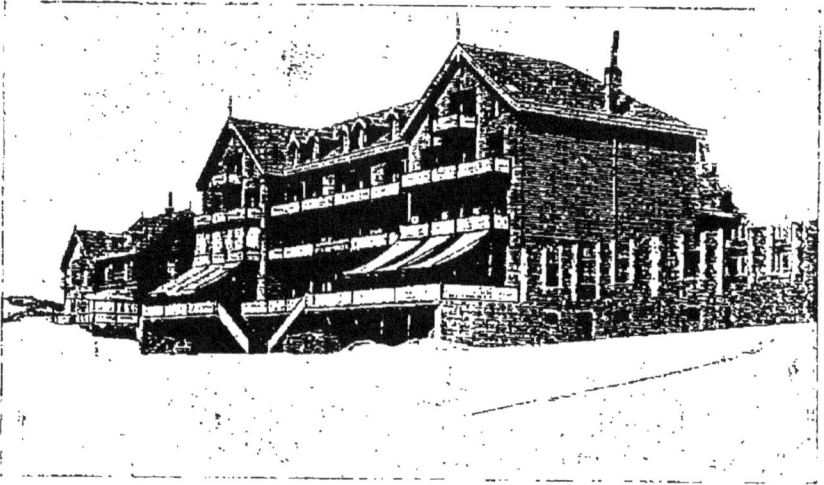

Hôpital Cazin-Perrochaud.

est à peu près certain? On rend plus de services à plus d'affligés, et en moins de temps.

Néanmoins, la technique opératoire à l'hôpital Cazin est, dans certains cas, dans le mal de Pott avec gibbosité ancienne, par exemple, plus audacieuse qu'à l'hôpital Rothschild. On y pratique à l'occasion, comme me l'expliquait M. le Dr Cayre, qui assiste le Dr F. Calot à cet hôpital et ailleurs, l'avivement des apophyses vertébrales, ce qui hâte, paraît-il l'évolution de la maladie et facilite le redressement. D'ailleurs les malades qui ont des plaies suppurantes sont toujours, dans les pansements et les opérations qu'il faut leur faire, soigneusement et strictement tenus à l'écart des autres, de manière à supprimer toute possibilité de contagion.

Les cuisines, l'office, la buanderie, les salles de bains, les calorifères et autres services accessoires sont très bien installés dans les sous-sols. Une vaste terrasse longe la façade sur la mer, et par les temps de pluie les enfants valides jouent dans des locaux largement aérés. Ils reçoivent aussi l'instruction appropriée à leur âge et à leur état physique dans des salles spéciales. Le personnel de l'hôpital comprend, outre les domestiques de différent ordre, vingt-quatre sœurs et un médecin adjoint, sous la direction du Dr Calot.

VI

LA CHAPELLE ET LES PEINTURES DE M. ALBERT BESNARD

La reine Nathalie de Serbie à la chapelle de Cazin.
Des parents artistes et reconnaissants. — La décoration de la chapelle :
les Anges ; l'Humanité vicieuse régénérée par le Christ ; le Chemin
de croix. — Les statues de Mme A. Besnard.

On ne peut parler de l'hôpital Cazin-Perrochaud sans mentionner sa chapelle. Non pas que l'architecture, les vitraux et le mobilier sacerdotal y aient rien de particulièrement remarquable. Non pas même que le fait d'avoir été choisie par la reine Nathalie de Serbie, — que son long séjour à Berck y a révélée bonne, simple, accueillante à tous sans familiarité vulgaire, — pour le sanctuaire où elle s'est unie à l'Église catholique romaine, me paraisse de nature à lui donner un prestige pratique et durable. Mais la reconnaissance d'une famille d'artistes l'a enrichie de statues et de peintures qui en font un musée pieux, digne d'attirer non seulement les pèlerins du catholicisme, mais aussi les dévots de l'art.

M. Albert Besnard s'est fait une place glorieuse dans la peinture française contemporaine. Sa femme a un très remarquable talent de sculpteur. C'est à eux que la chapelle de l'hôpital Cazin-Perrochaud doit d'être changée en un lieu d'élection que l'on viendra, que l'on vient déjà visiter, comme on visite, pour quelque Véronèse ou quelque Raphaël, tel obscur couvent caché dans les gorges des Apennins.

C'est une courte histoire, touchante à conter. Le dernier de leurs fils était atteint d'un mal dont les progrès furent si rapides et si terribles que les médecins, loin de pouvoir empêcher l'enfant de rester infirme, ne répondaient plus de le garder vivant. Dans cette extrémité, les parents le mirent entre les mains du chirurgien de l'hôpital Cazin qui, coutumier de faits semblables, non seulement le guérit, mais le fit marcher droit.

La joie du père et de la mère n'avait d'égale que leur gratitude. Comment la manifester assez pleinement ? Leur cœur appela leur talent à l'aide, et ils donnèrent à l'établissement que le guérisseur de leur fils avait si puissamment contribué à fonder et à faire prospérer, le meilleur de leur inspiration et de leur art. La délicatesse de cette pensée devait toucher un médecin qui met au-dessus de tout le bonheur de soulager la souffrance humaine, et quant à l'offrande elle-même, ni roi ni empereur ne sauraient faire un aussi riche présent.

Il convient de la décrire avec quelque détail.

La décoration de la chapelle de l'hôpital Cazin-Perrochaud, telle que M. Albert Besnard l'a conçue et exécutée, se divise en trois parties distinctes, bien qu'intimement liées entre elles. Dans le haut, entre les extrémités ogivales des fenêtres, de grandes figures d'anges, ailes déployées, drapées de rouge, brandissent dans des banderolles les commandements de Dieu. Les tympans et le dessus de la fenêtre du chœur sont occupés par deux autres anges, les ailes au repos, à genoux devant le livre des évangiles, d'où sortent des rayons parmi des nuages. Un peu plus bas, immédiatement au-dessus de l'autel, Jésus, montant dans une gloire, montre des deux mains son cœur à nu sur ses longues draperies et symbolise le « Sacré Cœur » de telle sorte que l'emblème matériel ne donne pas d'autre impression que celle d'un mysticisme idéal.

A l'extrémité opposée, au-dessus de la galerie où se placent les orgues, — quand on en a —, la croix portant l'agneau échappe aux mains de deux grands anges, dans un beau mouvement dont l'interprétation est, je pense, que la vertu de l'offrande en ascension vers le ciel retombe à la terre, où le monde a tant besoin de la mansuétude de l'agneau et de la force rédemptrice de son sang.

Ces figures sont traitées largement, dans une coloration contenue, et forment un cadre décoratif grandiose aux scènes qui se déroulent au-dessous.

Celles-ci comprennent huit grands panneaux, quatre de chaque côté, ceux de gauche consacrés aux misères et aux vices de l'humanité pour lesquels a souffert le Christ, les autres illustrant la régénération graduelle de l'homme par la science et la charité, dans le rayonnement de Jésus glorieux.

Sur le premier panneau à gauche, en allant du fond vers l'autel, c'est l'*Accouchée*. La femme, blême et défaite, en son grabat aux couvertures rigides, suit de ses yeux, où l'espoir se mêle à l'angoisse, le nouveau-né que le père offre au Christ qui, les bras étendus sur le bois de supplice, se dresse dans la pauvre chambre. L'offrande semble être agréée; et pourtant à travers quelle longue série de désolations le peintre va nous conduire! Que symbolise donc ce chétif « petit d'homme » ? Seraient-ce les générations rachetées, fraternelles et bénies, qui peupleront la cité future ?

Peut-être. Mais, en attendant, voici la *Mauvaise Cité*, où l'homme n'est pas le frère de l'homme, où grouillent, blasphèment, s'invectivent et se battent tous les vices, toutes les difformités morales et physiques, sous les yeux sévères et attristés de ce même Christ dont le flanc saigne et dont la grande croix se penche au-dessus de la cohue des violents, des haineux, des jaloux, des avares, des luxurieux, des parjures, — manchots, boiteux, bancroches, bossus, pieds-bots, culs-de-jatte, goîtreux, êtres hideux rongés de toutes les lèpres où s'extériorise la gangrène de leur âme, au fond de laquelle le crime est tapi.

Puis la fin commune, pour le bon comme pour le méchant, pour celui qui a commis les pires fautes comme pour celui qui n'a pas eu le temps de distinguer le bien du mal, la *Mort*. Un petit cadavre sur une misérable couchette, avec un homme assis, la tête aux mains, les coudes aux genoux, s'abîmant dans l'infini de sa peine, au chevet de l'innocent mort. Vers la porte du galetas, le Christ, dont la croix penchée donne l'impression qu'elle se meut en enjambées fantastiques, pousse une femme éplorée tirant un enfant par la main et suivie d'une vieille qui semble la presser de sortir. Marche! Marche! La douleur n'est pas un arrêt dans l'âpre chemin. Il faut l'emporter avec soi. Allez, la mère! Allez, la grand'mère et le petit! Elle vous sera la fidèle compagne de route, et vous la trouverez toujours là pour tremper dans l'amertume des regrets le pain quotidien qu'implore votre prière et que vous parvenez parfois à gagner. Le Crucifié pourtant veille sur vous; il vous couvre de sa commisération d'affligé suprême, et, vous sentant sous cette sauvegarde, vous vous résignez à tous les déchirements et à toutes les défaites, parce que vous y voyez, dans votre vie comme dans la sienne, les conditions obligées du triomphe final. Si le père ne croit pas, s'il s'attarde au désespoir et s'y plonge, tant pis pour lui, la Croix l'abandonne. Que ce vivant reste avec ce cadavre! Tous deux n'ont plus d'âme. C'est le néant en face du néant.

La mort de l'être cher et la douleur infinie qui la suit, la voilà dans son exemple suprême. Assise sur la nue, la Vierge mère, en habits de deuil, la gorge serrée dans une raide guimpe blanche, tient sur ses genoux le corps inanimé de son fils, dont les

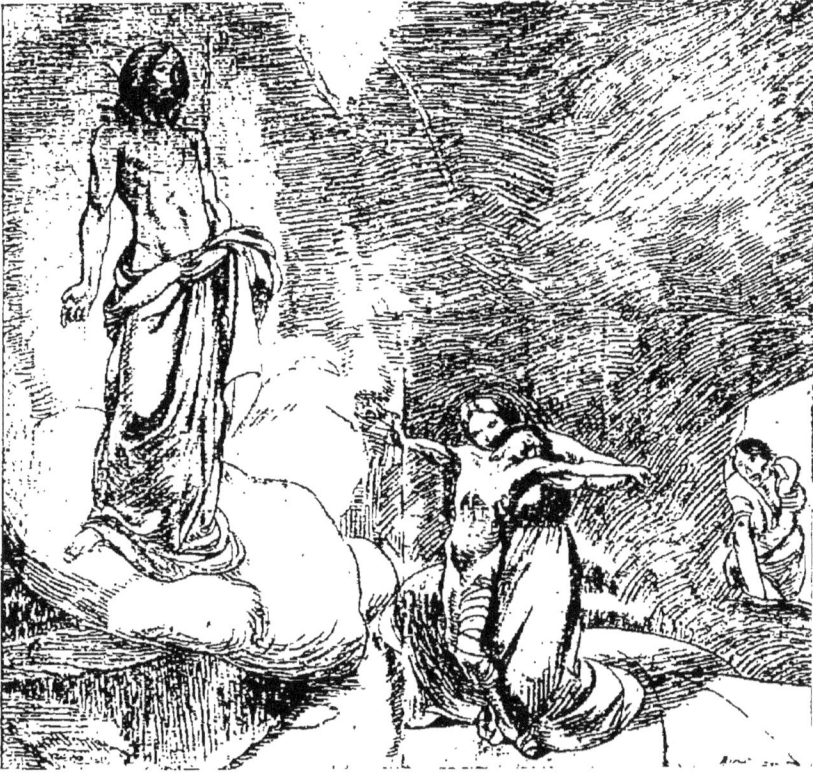

Carton d'une des peintures de la chapelle Cazin-Perrochaud.
Jeune homme ressuscité.

yeux sont clos et les plaies béantes. La tête nimbée de Marie se renverse en arrière d'un mouvement violent et surnaturel. On a la sensation d'une hostie tendue vers le ciel. Au bas, devant elle, trois saintes femmes, en une variété d'attitudes douloureuses, méditent, pleurent et prient.

C'est ainsi seulement, affirme la foi de l'artiste, que la souffrance, lot primordial du genre humain, engendrera autre chose que la souffrance ; ainsi seulement qu'elle sera féconde et nous créera des titres au bonheur.

Et cela paraît tout de suite, dès le premier grand tableau qu'on rencontre sur l'autre paroi murale, après avoir passé devant l'autel. Un jeune mort, encore à demi dans ses bandelettes, ressuscite aux bras de sa mère, devant Jésus glorieux, auprès de la grotte, son tombeau. Telle est la puissance de la prière et de la foi.

— Oui, sans doute, autrefois, puisque c'est parole d'évangile. Mais aujourd'hui, le temps des miracles est passé. — On en cite pourtant, et de nombreux, pourrait-on répondre ; mais il est permis de n'y pas croire. Ce n'est pas, d'ailleurs, aux merveilles plus ou moins contestables des lieux de pèlerinage que le peintre fait allusion. Il met un enfant chétif, dévoré par quelque nécrose, sur une table d'opérations entre le chirurgien, son aide et l'infirmière. Au fond, Jésus rayonnant, à demi drapé, étend les bras et les mains, comme pour demander au Père la guérison — qu'il aura. Est-ce l'illustration magnifique du mot de Paré : « Je le soignay, Dieu le guarit ? » — Le peintre nous dit qu'il a voulu montrer les miracles de « la science associée à l'effort humain vers le mieux ».

Mais cet effort humain serait rare, en vérité, et n'obéirait guère qu'à des mobiles de lucre ou d'orgueil, s'il n'était au service de la *Charité*. C'est ce qu'exprime ingénieusement le tableau suivant. Dans le fond, d'un côté, une religieuse descend les marches d'un édifice entre des orphelins recueillis par elle et ses sœurs ; une petite fille au second plan marche à sa rencontre, les bras tendus. Sur le devant, à gauche, une vieille dame met son aumône dans la main d'un pauvre contrefait qui s'est assis sur le seuil d'une maisonnette à la porte de laquelle un jeune ménage de travailleurs, l'homme en bras de chemise, la femme portant un bébé, se tiennent debout, regardant, l'air pensif, la charité faire son œuvre. Et elle opère sur eux : Jésus, légèrement haussé sur un nuage, entre l'église et la maisonnette, dirige vers les jeunes gens les rayons issant de ses plaies divines, et l'on sent bien que leur cœur, engourdi d'égoïsme heureux, va s'amollir. Quel spectateur pourrait être assez indifférent ou dur pour voir, sans être animé d'émulation, les pauvres secourus et les orphelins adoptés ? Car la charité est essentiellement contagieuse ; elle fait germer la bonté dans des cœurs où cette semence restait stérile, et ce n'est pas en cela qu'elle est le moins divine, sûrement.

Enfin, comme couronnement de tout ce long travail de purification transformatrice, voici la vision de la *Bonne Cité*, de la *Cité future*, où « l'homme régénéré travaille avec joie et avec fruit. C'est le règne de la fraternité ». Au premier plan un robuste attelage tire la charrue que dirige allègrement un laboureur; un peu plus loin une femme, avec un enfant sur les genoux, montre la maternité heureuse; des travailleurs des deux sexes unissent fraternellement leurs efforts, leur entrain joyeux. De hauts massifs d'arbres emplissent le second plan, à travers lesquels on voit couler une belle rivière calme, où des anges conduisent en barque les âmes des humains régénérés à la cité idéale, dont les murs inachevés se dressent au-dessus des arbres et que Jésus dans une gloire montre d'un geste auguste de sa droite, tandis que de l'autre il bénit la race rachetée par lui du péché.

Cette conception, ainsi poursuivie jusqu'au bout, est, comme on le voit, d'une unité antithétique bien faite pour frapper l'imagination, d'une logique précise et d'une large envergure de pensée. La leçon qui s'en dégage, d'un pur socialisme chrétien, saine et réconfortante, montre l'idéal le plus haut accessible graduellement à la faiblesse de l'homme, pourvu qu'il soit de bonne volonté, sans séparer le bien-être physique et matériel du contentement intellectuel et moral.

Les cartons de cette décoration, exposés à un Salon récent, ont soulevé l'admiration générale. Ceux qui suivent le mouvement artistique de ce temps savent donc à quoi s'en tenir. On a tout dit, ou à peu près, sur les procédés techniques, la vision particulière, le parti pris de simplification dans l'exécution, — ligne et coloris —, la hardiesse ingénieuse, parfois obscure et parfois déconcertante, du symbole, qui caractérisent plus librement là que partout ailleurs ce peintre, dont le talent si personnel amalgame magistralement l'idéal au réel, donnant l'impression d'un primitif qui aurait à sa disposition toutes les ressources de l'art contemporain le plus subtil et le plus raffiné. Je dois pourtant noter le sentiment un peu pénible dont on est comme heurté à la vue de cette grande croix qui se meut et prend des attitudes au milieu des scènes familières de la vie humaine. Il fallait, il est vrai, dans l'idée de l'auteur, un symbole contrastant avec le symbole, convenu et accepté, de Jésus triomphant et glorieux : il a choisi le plus simple et le plus marqué, sans conteste ; mais l'œil, choqué tout d'abord, ne s'y habitue que difficilement, et le rôle inusité que le bois du Crucifié joue dans ces tableaux déroute l'esprit, qui n'en démêle le sens qu'avec inquiétude et après réflexion.

Ces huit grands panneaux, qui occupent les entre-deux des fenêtres, sont accompagnés, à chacune des extrémités de la muraille, d'un tableau plus étroit, ne se rattachant à l'ensemble que par le sentiment général de pitié pour les maux de l'homme et de glorification de la charité.

Sur la paroi de gauche, près de la galerie, la première de ces petites compositions représente un chevalier en armure, qui soutient et fait boire un pauvre d'une maigreur squelettique ; un chien lève une patte de devant et dresse son museau d'un air attentif et sympathique, comme s'il admirait en son maître la même bonté qui est en lui. A l'autre bout, près du chœur, un roi de France touche les scrofuleux, boiteux et infirmes, au milieu desquels la majesté royale devient, par le plus beau des privilèges, la dispensatrice des grâces de la divine merci.

Sur la muraille de droite, en venant de l'autel et comme pendant à la composition d'en face, une reine en habit de nonne, Radegonde, peut-être, à la porte d'une église, fait l'aumône à un pauvre dont le corps gibbeux et déjeté s'appuie sur des béquilles et qui lui tend la main. Enfin, à l'autre extrémité, l'homme en qui se condense et se résume la charité humaine, saint Vincent de Paul, recueille un enfant.

Cette décoration grandiose et complète en soi n'a pas semblé suffisante à un peintre dont les musées et les riches amateurs se disputent les toiles et dont le temps, par cela même, est si précieux. Au-dessous des grands panneaux que je viens de décrire, dans l'espace qu'on pourrait appeler la cimaise, M. Albert Besnard a fait courir les stations d'un chemin de croix, non encore achevé au moment où j'écris, mais dont les esquisses montrent des foules grouillant en une prodigieuse fougue de mouvement autour des personnages principaux et promettent une couleur plus chaude, sinon un traitement moins sommaire, que dans les compositions supérieures, peintes délibérément par l'artiste à teintes plates en manière de fresques. Quelques épisodes, comme la *Descente de croix* et la *Mise au tombeau*, étaient assez poussés déjà lorsque je les ai vus, pour qu'on en sentît nettement la force dramatique, la beauté saisissante et profonde. Ce chemin de croix, où M. Albert Besnard a su allier le respect le plus exact envers la tradition à une originalité personnelle surprenante en de tels sujets, est interrompu en face de la porte latérale, pour conserver la symétrie des panneaux, par une composition reposante à l'œil, où Jésus apparaît entouré de ces enfants qu'il voulait qu'on laissât venir à lui.

L'ensemble de ces peintures constitue un effort d'art énorme et suffirait, certes, à mettre leur auteur au premier rang. Elles ont, en outre, ceci de particulièrement précieux, c'est que l'artiste n'a eu à considérer que sa propre pensée et son propre goût; ni la mode, ni les exigences du public, ni les conditions d'un concours ou d'une commande ne l'entravaient; y étant son maître, il s'y est donné tout entier. Il est rare aujourd'hui qu'un artiste puisse se mettre aussi complètement dans une œuvre de son choix, assez étendue et diverse en son unité pour que l'inspiration et l'art de l'auteur s'y manifestent sous tous leurs aspects. Les murailles de la chapelle de l'hôpital Cazin-Perrochaud ont désormais leur place parmi ces grandes pages murales où le génie des peintres aima, de tout temps, à se déployer; et, si elles sont dignes d'un tel rapprochement par leur haute valeur picturale, elles ont le mérite, unique peut-être, de devoir leur revêtement magnifique à une main d'artiste que guidait, à chaque coup de pinceau, un cœur d'homme reconnaissant.

Mᵐᵉ Albert Besnard, animée du même sentiment que son mari, a voulu naturellement contribuer à l'enrichissement de cette bienheureuse chapelle. Elle lui a donné un saint François d'Assise et une sainte Élisabeth de Hongrie qui, pour employer les expressions d'un critique d'art (1), « incarnent délicieusement la délicatesse de ces deux êtres de légende, tout d'amour et de bonté, dont l'ardeur d'aimer brûlait la loque émaciée qui dissimulait leur âme. » Mais le morceau le plus important et qui, par sa signification, se rattache le plus étroitement à l'œuvre même dont l'hôpital Cazin-Perrochaud est un des meilleurs instruments, c'est un groupe d'invention hardie et d'exécu-

(1) M. Frantz Jourdain.

tion à la fois savante et naïve, d'où se dégage une délicieuse
émotion. Au sommet d'une vague en volute, aussi légère qu'il
est possible au plâtre ou au marbre de rendre l'eau mouvante
et l'écume, la Vierge, sous l'abri d'un grand manteau qui s'ouvre et se drape autour d'elle comme une large conque, ondu-
leuse et souple, se penche doucement, les bras tendus, pour
recevoir et sauver une toute jeune fille, au corps raidi dans le
grand appareil des « pottiques », qui lève vers elle ses mains
jointes en un mouvement exquis de prière, de gratitude et
d'abandon. Une mère seule, ayant eu le cœur percé des sept
glaives et remontée du fond de la désespérance à la confiance
de plus en plus affermie et à l'exaucement de ses plus chers
vœux, pouvait trouver, avec une inspiration si tendre, des
moyens d'expression si simples, si gracieux et si pénétrants.

VII

AUTRES ÉTABLISSEMENTS HOSPITALIERS

L'hôpital de l'Oise.
La Maison et l'Institut Notre-Dame. — Le carrefour aux Anes. —
Les mères de Saint-Erme. — L'ancienne clinique du Dr François Calot.
— Bains. — Médecins et maisons de santé.

Cette excursion dans le domaine de l'art ne nous a pas, en somme, éloigné de notre sujet, qui est de donner un aperçu de Berck comme centre thérapeutique et chirurgical. Toute cette floraison de la brosse et de l'ébauchoir s'est épanouie sous l'influence de la guérison d'un enfant.

Mais il s'en faut que nous ayons épuisé la liste des établissements hospitaliers de cette plage. En voici un qui vaut que nous nous arrêtions un instant : c'est l'hôpital de l'Oise et des départements, aussi appelé maison Malingre-Rivet, du nom de son fondateur.

Cette entreprise particulière débuta fort modestement avec quelques enfants assistés que le département de l'Oise confiait à une famille dévouée, plus soucieuse de rendre des services que d'en tirer profit.

Le profit vint pourtant, grâce à une économie exacte et ingénieuse. La faible somme mensuelle allouée par le département pour chaque enfant, — 45 francs, je crois —, laissa des bénéfices qui furent employés à agrandir la maison, à la pourvoir de l'installation nécessaire et à étendre sa sphère d'action.

Aujourd'hui elle est ouverte aux enfants et aux jeunes gens assistés de tous les départements; ceux de Meurthe-et-Moselle, des Ardennes, de l'Aisne, et même le Pas-de-Calais, lui envoient des pensionnaires. Ils arrivent souvent en haillons, sans linge, et c'est l'établissement qui les nippe de son mieux, en s'aidant des dons de la charité privée qui peut se diriger de ce côté avec la certitude de faire du bien. L'hôpital de l'Oise reçoit aussi des malades directement, moyennant une pension très légèrement supérieure à celle qu'il demande aux assistés des départements. Un interne spécial y est attaché, avec le Dr Calot comme médecin-chirurgien.

Cette maison n'est pas, sans doute, comparable, pour l'aménagement intérieur, le luxe de lumière et de propreté, les ressources en appareils et instruments, les minuties de l'hygiène, le confort général en un mot, aux grands hôpitaux que nous avons déjà décrits. Elle n'en rend pas moins de très notables services avec les cent cinquante lits environ qu'elle peut mettre à la disposition des malades. Sa directrice, Mme Malingre, fait les efforts les plus méritoires pour aller d'amélioration en amélioration et donner.à ses pensionnaires, avec les soins médicaux les plus éclairés, toute la somme de bien-être qu'ils peuvent désirer raisonnablement.

Un trait particulier à l'hôpital de l'Oise, c'est qu'il se fournit lui-même de lait, d'œufs, de volailles et, de temps en temps, tue un veau ou un porc. Situé sur le prolongement de la rue Rothschild, vers le point extrême de la plage appelé Terminus, en un lieu où de rares chalets s'élèvent en pleine dune, avec, devant lui, la vaste lande traversée par un petit chemin de fer pour le moment abandonné, il a, par derrière, des dépendances qui en font une sorte de petite ferme, vacherie, laiterie, basse-cour, dont les produits sont d'autant plus précieux que le lait et les œufs doivent former la base de l'alimentation de la plupart des petits tuberculeux.

S'adressant à une autre clientèle, la Villa ou Maison Notre-Dame pour les jeunes filles et l'Institut Notre-Dame pour les garçons s'élèvent presque en face l'un de l'autre, à l'entrée de l'Entonnoir, tout près d'une sorte de place connue sous le nom de carrefour aux Anes, parce que c'est là que les loueuses y font stationner leurs bêtes, à la disposition des promeneurs. Ces deux établissements sont dirigés par les religieuses de Saint-Erme, d'Amiens. Ils reçoivent des pensionnaires de la classe aisée, sans distinction de culte ni de nationalité. Les parents peuvent y demeurer avec leurs petits malades. Les prix de la pension diffèrent suivant que les pensionnaires ont des chambres particulières ou sont en dortoir. Le vin, le blanchissage, les opérations, les médicaments, les promenades en voiture à âne sur la plage, tout ce qui n'est pas prévu dans le régime ordinaire — fort bon d'ailleurs — se paye à part. Les familles doivent ne pas perdre cela de vue en calculant les dépenses qu'elles auront à faire et qui dépassent toujours notablement le tarif, assez modique, de la pension même.

Cette observation s'applique, avec autant de force, sinon plus, à toutes les maisons de santé, dont quelques-unes sont sans doute, ici comme ailleurs, de simples maisons d'exploitation.

En tout cas, les établissements Notre-Dame sont tenus avec un ordre, une propreté, une attention pour les pensionnaires, dont chacun peut se rendre compte, car l'installation intérieure et le fonctionnement des services sont libéralement livrés à l'inspection de tous. Je ne parle pas de la direction morale que les enfants y reçoivent; quel que soit le culte auquel ils appartiennent, ils sont mis à même d'en suivre les prescriptions; mais ce n'est pas s'avancer beaucoup que de dire que les mères de Saint-Erme leur donnent à toute heure l'exemple de manières simples et dignes, du calme, de la douceur et de la bonté.

C'est à la Villa Notre-Dame que, jusqu'à ces derniers temps, le Dr Calot avait sa clinique : cinq ou six pièces, assez étroites, distribuées en salles d'attente, salle d'opérations, laboratoires et salles de repos, étaient le champ de bataille où, tous les jours, depuis quatre heures jusqu'à ce que le dernier malade fût parti, il venait, assisté de ses internes et de deux religieuses infirmières admirables d'attentions, d'adresse et d'activité, lutter contre les manifestations multiples et redoutables de la tuberculose externe. C'était là qu'il faisait ses corsets de plâtre, construits de telle façon qu'ils maintiennent le rachis dans la position voulue sans gêner le développement de la poitrine ni comprimer les viscères, ses appareils de précision pour les coxalgiques, ses

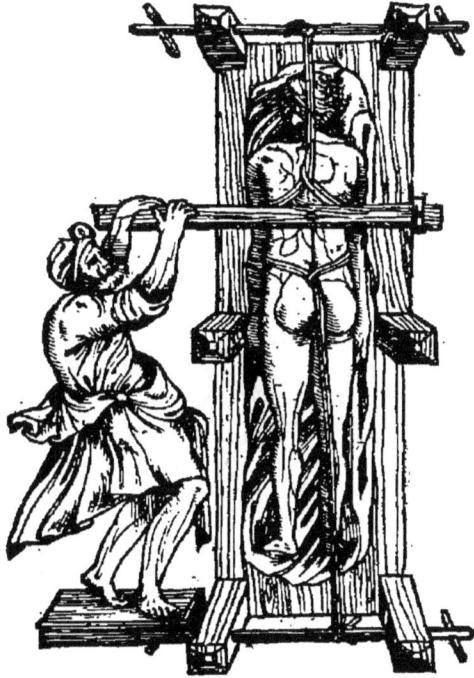

Appareil pour le redressement des gibbeux (xvie siècle).

redressements, ses ponctions et ses injections qui guérissent les abcès froids sans les ouvrir, ses opérations de toute sorte grâce auxquelles les foyers de suppuration s'éteignent, les jambes des boiteux s'équilibrent et le dos des bossus redevient droit. Combien de parents, souvent après avoir tout tenté sans succès, y ont apporté, pleins d'angoisse et de doute, un pauvre petit être infirme, et, au bout d'un traitement dont la longueur nécessaire provoque les plus émouvantes alternatives de confiance et de découragement, en sont sortis une dernière fois, la reconnaissance au cœur et sur les lèvres, précédés de leur enfant guéri, robuste, heureux de vivre, prêt à prendre sans désavantage sa place dans la société!

Le Dr Calot a dû, dans l'intérêt de ses malades, au nombre croissant desquels les locaux de la Villa Notre-Dame ne suffisaient plus, transporter sa clinique dans un édifice neuf dont je vais avoir à parler. Mais, tout en se félicitant de cette installation nouvelle, il y a bien des personnes qui n'en profiteront pas sans songer avec émotion aux petites chambres où elles virent quelque chère créature avancer de jour en jour dans la voie de la guérison.

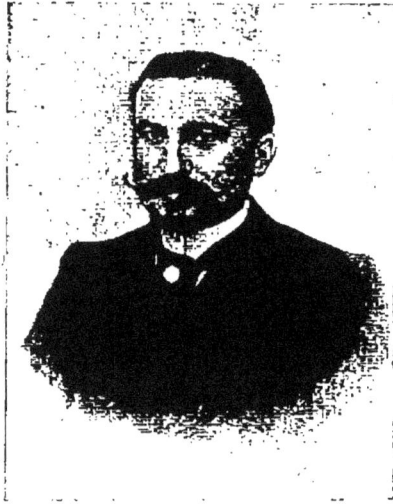

Dr Calot. — Phot. Van Blitz.

L'Institut Notre-Dame offre au public des bains chauds, d'eau douce ou d'eau de mer. C'est une commodité qu'on trouve aussi dans la maison de santé de Mlle Fagneux, une des plus importantes de la plage, dont le service médical est confié au médecin-chirurgien en chef de l'Hôpital maritime, le Dr Ménard, qui y fait les opérations que, pour une raison ou pour une autre, il ne peut faire à domicile dans sa clientèle bourgeoise. La *Villa Normande*, non loin de là, se trouve dans les mêmes conditions.

Ces maisons de santé particulières sont en trop grand nombre et se multiplient trop abondamment à Berck pour qu'on tente d'en faire l'énumération. Il y en a de toutes les catégories, pour tous les âges, toutes les conditions et toutes les bourses, sous toutes les invocations, se recommandant de tous les titres, avec des enseignes de tous les styles et de toutes les orthographes. L'une d'elles est tenue, comme en fait foi un écriteau tout récemment repeint, par une EXE (*sic*) infirmière des hôpitaux de Paris.

Il existe encore quelques établissements d'un caractère plus professionnel, si l'on veut me passer ce terme. Telle est la maison de santé de Mlle Pelletier, où le Dr Grosjean, ancien interne des hôpitaux de Paris, fait habituellement ses interventions; la maison de santé d'un ancien interne du Dr Calot à l'hôpital Rothschild, le Dr Pierre, chargé aussi du service médical de la polyclinique Leclercq; la maison de santé de Mme Lemaire, appelée Villa Saint-Piat, où les soins sont donnés par le Dr Cayre, ancien interne du D^r Ca-

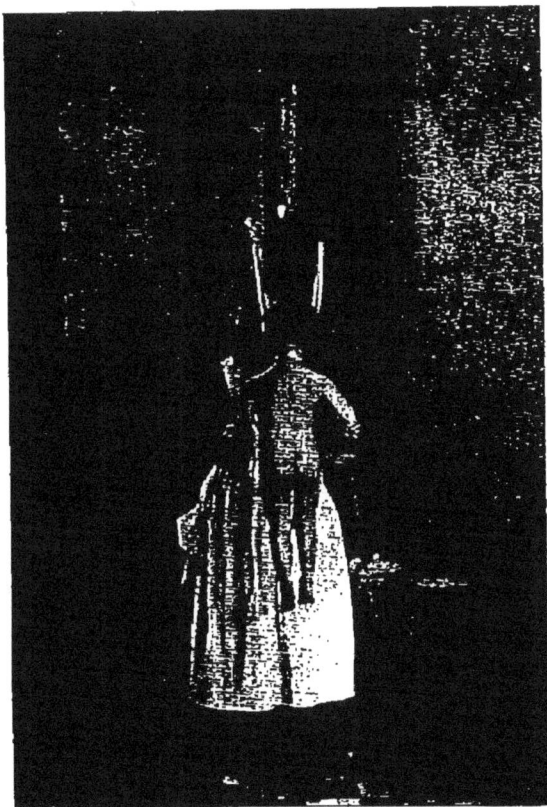

Enfant redressé dans la suspension.
(Clinique de l'hôpital N. de Rothschild.)

lot à l'hôpital Cazin-Perrochaud, actuellement médecin adjoint de cet hôpital; la maison de santé de Mme Lachaise, ouverte au gré des malades à tous les médecins de Berck, parmi lesquels il faut nommer le Dr Bourotte, très honorablement connu des Berckois.

VIII

L'INSTITUT ORTHOPÉDIQUE

Les fondateurs de l'Institut.
Situation et plan. — M. J. de Montarnal, architecte. — La nouvelle
clinique du Dr Calot. — Le gymnase; les bains, etc. — Avantages
offerts aux malades et à la science médicale par cet établissement modèle.

Pendant que j'amassais les matériaux de ce travail, s'élevait
à quelques centaines de mètres de l'hôpital Cazin-Perrochaud,
en allant vers Terminus, face à la mer, mais en un lieu de la
plage où l'envahissement des eaux n'est pas à redouter, un
nouvel établissement, plus important que tout ce que l'entreprise
privée a jusqu'ici fait à Berck. Il est dû à l'initiative du Dr Calot
et au concours des religieuses de Saint-Erme, les mêmes qui diri-
gent déjà les maisons Notre-Dame, à l'entrée de l'Entonnoir. C'est
l'*Institut orthopédique de Berck*, dont la chapelle est placée sous
l'invocation de saint François de Sales, ce qui fait qu'on lui
donne aussi le nom de ce saint.

Il se compose d'un corps de bâtiment principal en brique, orné
de moulures de staff ou de plâtre aux endroits saillants des deux
façades. Cet édifice est destiné à recevoir des pensionnaires, enfants malades ou anémiés, qu'accompagnent leurs familles pour
un temps plus ou moins long. On y trouve, — et ici je cite une
notice qu'a bien voulu me communiquer M. J. de Montarnal,
l'éminent architecte de l'*Institut*, — une chapelle, des appartements de plusieurs pièces et de nombreuses chambres avec cabinet de toilette, de grands et de petits salons, une bibliothèque,
une grande salle à manger et plusieurs salles à manger particulières, un hall, un billard fumoir, des ascenseurs et monte-
charges, la lumière électrique dans toutes les pièces, l'eau chaude
à tous les étages, une chambre noire pour la photographie, des
postes de secours d'incendie, le téléphone relié avec tous les
réseaux et qu'une disposition particulière met à la portée des
malades même immobilisés, leur permettant de causer de leur
chevet avec leurs parents et amis de Paris, de Londres, de

Bruxelles, etc.; des terrasses-promenoirs, un gymnase, un lawn-tennis, une boîte aux lettres, une voiture à la disposition des pensionnaires ; en un mot, tout ce qui peut assurer un large

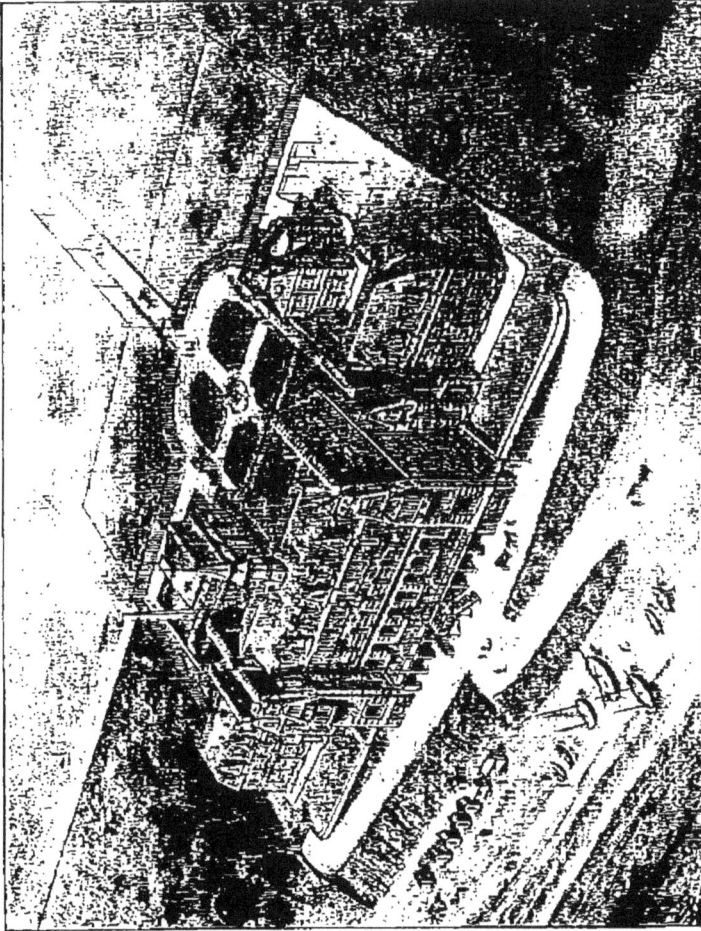

Institut orthopédique de Berck.

confort, une hygiène parfaite et une sécurité absolue, à des conditions de prix fort modestes.

Il est édifié en un point de la plage d'où la vue, que l'horizon seul limite en face, s'étend à droite, par-dessus les sinuosités de la ligne des dunes entre Merlimont et Cucq, jusqu'à la petite avancée du Touquet, avec son bois et les chalets de Paris-Plage, trop loin pour qu'on puisse les distinguer à l'œil nu, et, à gauche, jusqu'à la pointe élevée de Fort-Mahon, au delà de l'estuaire de l'Authie. Il reçoit en plein les vents de l'ouest, dont on a constaté la bienfaisance particulière ; ses longues terrasses et ses nombreuses fenêtres s'ouvrent sur la magnificence féerique et changeante des soleils couchants qui, chaque soir de temps clair, jettent sur la monotonie de cet immense espace de mer ourlé de sable, la merveilleuse gamme des pourpres et des ors.

Tout à côté, et communiquant avec le bâtiment principal par un passage couvert, s'élève la « maison de famille », pavillon indépendant où sont pris en pension, soit en dortoir, soit dans des chambres individuelles, les enfants que retient un long traitement et qui ont besoin à la fois de l'air marin et des soins orthopédiques ou chirurgicaux.

En arrière de ce pavillon a été installée la clinique dans des conditions uniques de commodité, de propreté, de lumière et de ressources de toute sorte. Elle occupe un petit bâtiment élevé d'un étage ; devant la façade intérieure, qui donne sur les pelouses et le jardin, court une galerie reliant ce bâtiment au pavillon et à l'édifice central, de sorte que les malades y peuvent être amenés de tous les points de l'établissement sans cesser d'être à l'abri. Au rez-de-chaussée se trouve la clinique proprement dite, qui comprend le cabinet du docteur, un salon de consultation, des salles d'attente, des salles pour les opérations, pour les massages, pour la confection des plâtres, les étuves avec les appareils à stériliser, la pharmacie, etc. L'installation en est admirable ; sans luxe superflu, ces salles sont aménagées suivant les règles d'une parfaite hygiène et pourvues de tout ce que la science a inventé d'utile à l'examen des malades et aux interventions chirurgicales.

Le premier étage est affecté aux salles de laboratoire pour les recherches bactériologiques et autres, la radiographie, la photographie, l'électrothérapie, etc.; il contient une salle d'opérations spéciale pour les malades qu'il est désirable d'isoler.

De l'autre côté, faisant pendant au pavillon de la clinique, est établi le pavillon de la gymnastique. On sait de quel secours peuvent être les exercices gymnastiques et les mouvements et efforts musculaires rythmiques dans la plupart des cas qui relèvent de l'orthopédie ou qui dépendent de l'appauvrissement du sang et du relâchement des tissus. Le fondateur de l'Institut

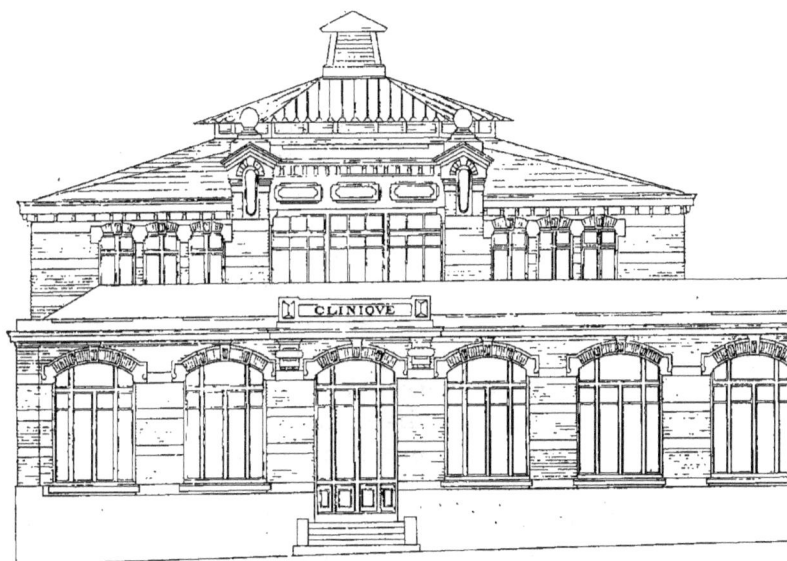

Élévation de la Clinique du Dʳ Calot à l'Institut orthopédique. — Dessin de M. J. de Montarnal.

orthopédique de Berck a réuni là non seulement les appareils les plus perfectionnés de la gymnastique courante, mais encore ceux de la gymnastique médicale suédoise et de ce qu'on appelle plus particulièrement la mécanothérapie. Un médecin spécial, M. le Dr Bidoux, est chargé de diriger cette partie si intéressante des traitements. La vaste mais légère construction en bois qu'elle occupe n'est que provisoire. Cette construction sera bientôt remplacée par un bâtiment définitif, pour l'aménagement duquel on profitera de l'expérience acquise pendant cette première période.

Dans les sous-sols du corps principal, qui, grâce à la disposition de l'édifice, beaucoup plus élevé du côté de la terre que sur la plage, sont presque aussi clairs que les salles du rez-de-chaussée, se trouvent, en outre de la cuisine et de ses annexes, de la buanderie et de ses séchoirs et des autres services nécessaires au fonctionnement d'une maison semblable, tout un établissement de bains alimenté d'eau froide et d'eau chaude, d'eau douce et d'eau de mer, que renouvellent incessamment des machines puissantes ; on n'a pas oublié les appareils récemment inventés pour donner des bains électriques ; une salle de douches où rien ne manque et plusieurs salles de massage complètent cette installation de balnéothérapie, où les malades ont les soins de médecins spécialistes éprouvés. Les bains sont naturellement, sous tous leurs modes, à la disposition des malades ; mais on a eu soin de réserver dix cabines à l'usage des pensionnaires valides et des personnes du dehors.

Un moteur électrique, établi au centre même de l'édifice, dans ces sous-sols, distribue partout la lumière et le mouvement. Le chauffage est assuré par un système perfectionné de calorifères. Enfin des ateliers, avec un personnel d'ouvriers spéciaux, permettent d'exécuter dans l'établissement même, sans les meilleures garanties de célérité et d'exactitude, tous les appareils orthopédiques en métal, en bois, en cuir, en celluloïd ou en toute autre matière, suivant les besoins de la clinique et sous la surveillance du docteur.

Cette fondation nouvelle imprime avec plus de force encore sur Berck-Plage ce double caractère de station balnéaire mondaine et de ville-hôpital qui lui est propre. Je ne crois pas qu'on ait encore uni aussi parfaitement dans une même maison les facilités, relativement peu coûteuses, de la vie de famille, à des ressources thérapeutiques que les grands hôpitaux n'ont le plus souvent qu'incomplètes. Il y a là un outillage médical et chirurgical unique, au niveau des plus récentes découvertes et des plus ingénieuses inventions. Nous n'avons plus rien à envier aux instituts orthopédiques de l'Allemagne, dont aucun n'est isolé au bord de la mer. L'étude et le traitement des tuberculoses externes, des ostéomyélites et des autres affections qui s'y rattachent, ne peuvent nulle part, aujourd'hui du moins, se poursuivre avec la même richesse de moyens et dans des conditions aussi favorables. La clinique de l'Institut orthopédique de Berck est d'ailleurs ouverte non seulement aux malades de l'extérieur, mais à tous les médecins qui désirent y étudier ou y opérer. C'est vraiment un établissement modèle, pour l'instant sans rival, que le Dr Calot et les religieuses de Saint-Erme offrent au monde entier.

IX

BERCK-PLAGE

On comprend aisément qu'une ville qui doit son existence,
son développement ininterrompu et sa prospérité croissante
à ses hôpitaux ait un aspect particulier. Les maladies qui sont
traitées dans ces hôpitaux et dans les nombreuses maisons de
santé de tout ordre, aussi bien que dans beaucoup de chambres
d'hôtel et dans la plupart des appartements et des chalets,
sont de telle nature que le grand air, la promenade prolongée
sur la grève, l'aspiration presque continue des souffles marins
ont une importance capitale. D'un autre côté, presque tous
les malades, pendant la plus longue période de leur maladie,
doivent rester couchés. De là le nombre si considérable de
petites voitures qu'on rencontre dans les rues, s'abritant du
vent en hiver derrière les bâtiments et les dunes qui bordent
la longue voie Rothschild, exposée au soleil du sud-est, et,
dès qu'il fait beau, sillonnant la plage de leurs roues dont la
largeur disproportionnée les empêche d'enfoncer dans le sable
jusqu'au moyeu.

Elles ont toutes les formes et tous les formats, ces petites voitures. Quelques-unes, venues de Paris ou des grandes villes
terriennes dans toute la coquetterie de leur vernis neuf et de
leur frêle armature d'acier, ont vite fait de se disloquer, de
perdre leurs boulons rongés de rouille, de laisser pendre en
lambeaux lamentables, d'un noir terne et roussi, leurs élégantes
capotes et leurs luisants tabliers de moleskine ou de cuir amé-
ricain ; loin que la légèreté de leur structure en facilite la ma-
nœuvre, elles sont plus difficiles et plus lourdes à mener à travers la mollesse du sol friable, que leurs minces jantes de

métal ouvrent comme un soc de charrue. C'est devant ces restes déséquilibrés d'une carrosserie trop fine qu'apparaît la supériorité des robustes véhicules berckois, appuyant solidement sur leurs quatre larges et massives roues en bois une membrure épaisse comme celle d'un canot, et surmontées de leur capote en toile rousse imperméable, tantôt tendue sur des cerceaux fixes, tantôt mobile et protégeant de la pluie les pieds ou la tête, suivant le côté d'où vient le vent.

Les unes sont à la mesure d'enfants tout petits, d'autres ont des proportions plus grandes, jusqu'à recevoir des femmes ou des hommes faits. Mais toutes sont trop lourdes pour franchir facilement la barrière de dunes basses qui ferme presque toutes les rues aboutissant à la mer.

C'est à peine si l'on déblaye grossièrement deux ou trois points d'accès comme l'Entonnoir, le musoir de l'Hôpital maritime, les routes de l'hôpital Cazin et de l'Institut orthopédique ; et encore l'espace de sable sec et mou à traverser est tel, avant d'atteindre la partie de la grève que la marée recouvre périodiquement et rend plus résistante et plus compacte, que c'est un travail trop ardu pour une mère, à plus forte raison pour une bonne, d'y traîner le pauvre petit étendu. Il y faut un âne, et les moins disposés à ce surcroît de dépenses sont bientôt forcés d'y avoir recours. C'est à croire qu'il y a entente entre le vent qui pousse et accumule le sable et la municipalité ou les propriétaires de terrains qui ne l'enlèvent pas, pour favoriser l'industrie locale des trafiquants en bêtes asines.

Le rendez-vous des ânes et ânesses en location est, comme nous l'avons dit, à l'Entonnoir, au-dessous du carrefour formé par les rues Carnot, de l'Hôpital et de l'Impératrice. Il y en a toujours là une vingtaine au moins, de tous les âges et de tous les poils, ressemblant plus ou moins à ce « pelé », ce « galeux » dont parle La Fontaine. Ils attendent la pratique sous la garde de femmes qui ont à leurs gages, — combien modestes ! — des fillettes et des gamins, qu'elles tiennent d'ordinaire de l'Assistance publique et qu'elles transforment en une source de revenus. Un harnais à deux fins, consistant en une paire de traits et une peau de mouton à laquelle pend d'un côté une petite planchette attachée par des ficelles, permet de les atteler à une voiture de malade tout en les faisant servir de montures aux garçons valides qui vont à califourchon, ou aux jeunes filles qui vont assises et dont la planchette soutient les pieds. Il y a aussi de petites charrettes, diverses de formes, mais toutes de construction très simple, les unes attelées d'un grand âne encore en sa force, les autres d'un petit poney, à l'usage des excursionnistes qui s'aventurent sur les routes du côté de Merlimont, de Rang, de Verton ou de Groffliers.

Un âne pour tirer les petites voitures sur la plage se loue 50 centimes l'heure, à moins de conventions spéciales. Il arrive que, pour des raisons d'économie trop souvent impérieuses, des familles s'entendent et font traîner trois ou quatre voitures par un seul âne. Certaines maisons de santé recourent aussi à ce moyen de faire jouir leurs malades à frais réduits des bienfaits de l'air marin. Mais il faut beaucoup d'attention pour que ces voitures, allant à la queue leu-leu, ne versent pas à la rencontre d'un obstacle, au passage d'une dépression de terrain ou dans la courbe d'un tournant. Les ânières ne s'en émeuvent pas toujours autant qu'il serait sage ; elles remettent la voiture sur ses roues, en disant de l'enfant tombé avec elle : « Ça ne fait rien. Il est plâtré ! » Bien des rechutes ou des ralentissements dans la guérison ont pour cause des accidents de ce genre, dont on n'a garde d'informer les parents ou le médecin.

Ce va-et-vient continuel de malades voiturés par des ânes ou poussés par des gens ; les conversations qu'on entend partout, dans la rue, dans les boutiques, au seuil des maisons, et qui toutes roulent sur l'état des coxalgiques ou des pottiques, des gibbeux ou des boiteux, des malheureux affectés d'arthrites, d'abcès ou de fistules ; les petits visages aux grands yeux au-dessus de corps difformes qu'on aperçoit aux fenêtres ou dans les cours des maisons de santé, devraient, semble-t-il, jeter sur Berck une épaisse couche de mélancolie et en rendre le séjour désolant et insupportable à ceux que le devoir ou l'affection n'y retiennent pas. Je ne garantirais point que tel ne soit le cas pour certains, et je déclare quant à moi que cet entourage de laideurs et de souffrances me serait intolérablement douloureux si je ne pensais que ces laideurs s'atténuent ou disparaissent, que ces souffrances s'allègent ou se guérissent très souvent et que cet agrégat de tristesse se résout en une source de joie.

Tout d'abord, les petits malades s'y trouvent moralement mieux qu'ailleurs, parce qu'ils s'y trouvent au milieu de malades comme eux ; ils ne se sentent plus « autrement que les autres » ;

ils n'ont pas à souffrir de la pitié curieuse et blessante du pas-
sant de la rue, du visiteur indifférent dont la politesse banale a

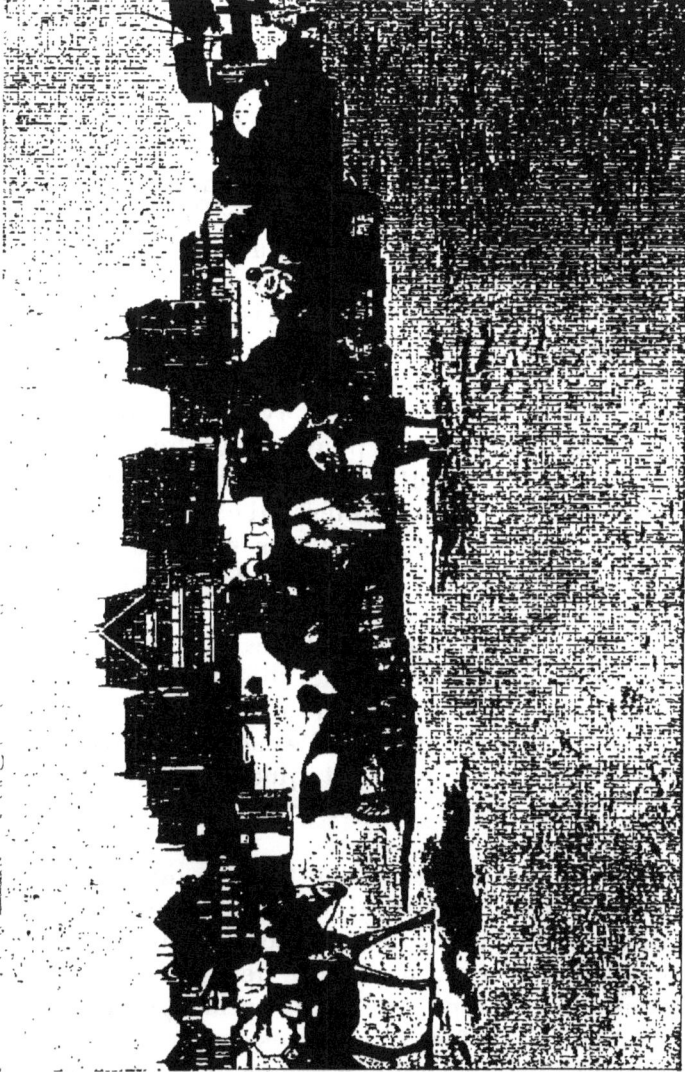

Le haut de la plage à Berck, près des chalets.

l'effet d'une cruauté ; ici la maladie et la difformité sont le fait
normal et aussi le fait principal auquel tout est subordonné ; il

semble tout de suite à l'enfant qu'il n'y ait rien là que de naturel, qu'il doive en être ainsi et que ce soit le prix à payer pour devenir grand et fort. Car l'espoir ferme, la quasi-certitude de la guérison anime tous ces petits cœurs. Et pour une très grande partie d'entre eux, ce n'est pas une illusion. Ils quittent Berck guéris, et en quelque nouveau milieu qu'ils aillent, là aussi ils sont désormais « comme les autres ».

L'influence de l'air de Berck, du climat, est pour beaucoup dans ces guérisons, qui parfois ont l'air de miracles. Mais il y faut ajouter, avec la vigilance intelligente des soins de tous les instants, la science et l'habileté du praticien. L'un d'eux a formulé un programme qu'il exécute à la lettre et que je ne peux m'empêcher de reproduire en le résumant.

« Les tuberculoses externes guérissent toujours à Berck, affirme-t-il, pourvu qu'on ne les ouvre pas et qu'on ne les laisse pas s'ouvrir... Mais il n'est plus permis au chirurgien attentif et habile de guérir un coxalgique avec une jambe déviée ou un mal de Pott avec une bosse, pourvu toutefois que le pottique ou le coxalgique ne lui soient pas venus à une période par trop avancée, avec des tares irrémédiables... Il cherchera toujours à guérir et y réussira souvent : les coxalgies sans boiterie, les tumeurs blanches sans ankylose, les maux de Pott sans gibbosité, les adénites sans cicatrices au cou (1) ».

Ces affirmations ne sont pas vaines : il n'est guère de pays où des familles reconnaissantes ne soient prêtes à en attester la vérité. Et il faut n'avoir pas étudié sans parti pris la question à Berck même, où les éléments d'expérience abondent, pour ne pas reconnaître qu'il ne tient qu'aux autres médecins de se donner le même but et de généraliser de plus en plus d'aussi heureux résultats.

La plage de Berck n'est donc pas un lieu de tristesse, parce qu'elle est un lieu d'espoir et de rénovation. Aussi, tandis que les familles et les amis des malades y entretiennent un afflux constant d'étrangers, sa proximité de Paris, les moyens de communication établis depuis peu, qui permettent au voyageur d'arriver en chemin de fer à quelques centaines de mètres de la plage, l'attrait qu'exercent sur beaucoup de personnes les vastes

(1) F. CALOT. *Les Maladies qu'on soigne à Berck.* (Paris, G. Masson, 1900 ; in-12. Introduction, *passim.*)

grèves de sable où le bain n'a de dangers que pour ceux qui les cherchent, les ressources de tout genre qu'une aggloméra-

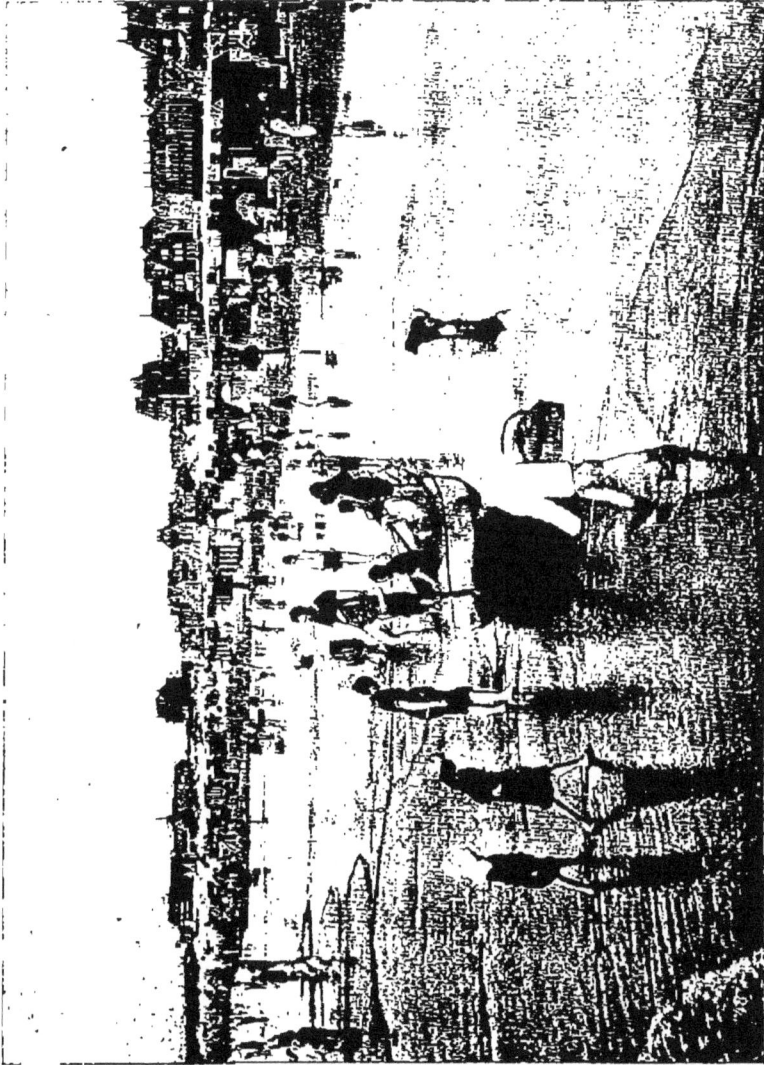

Plage de Berck. — Phot. Neurdein.

tion considérable offre aux gens prêts à payer leurs distractions et leur bien-être, amènent chaque année, de mai à octobre, un

très grand nombre de touristes, de baigneurs, d'hôtes qui y
font un plus ou moins long séjour.

Ce qui ajoute au charme de cette station balnéaire, c'est que
la variété d'origine de la foule qui s'y presse, la diversité des
raisons qui y attirent tant de monde, y rend la vie moins
contrainte qu'ailleurs, les relations plus faciles entre personnes
ayant les mêmes intérêts ou les mêmes goûts, si bien que nul
ne s'y sent assujetti à ces obligations de toilette et de pose,
si désagréables aux personnes modestes, amies du repos et
d'une décente liberté.

C'est vraiment un spectacle pittoresque que cette immense
bande de sable dans un après-midi d'été. Quelques gros bateaux,
lourds et noirs, restent échoués, comme à l'abandon, tandis que
les autres vont à la pêche ou en reviennent, suivant la marée.
Des centaines de cabines, au milieu desquelles des tentes porta-
tives jettent leurs couleurs brillantes, sont placées sans ordre,
mais presque à se toucher, souvent à demi enfoncées dans le
sable ou plantées de guingois. Les familles se groupent ; les enfants construisent des forts, élèvent des digues, pataugent dans
les flaques, courent, roulent, sont heureux. Des troupes de
jeunes gens, garçons et filles, passent à âne, secoués par le trot
court et dur des bonnes bêtes, lorsqu'elles veulent se reposer
ainsi de leur allure normale qui est le pas, — un pas lent, calme,
résigné ou obstiné, qui le dira ? Les promeneurs se croisent,
mêlés aux pêcheurs qui tantôt vont appareiller, tantôt reviennent de leur bateau mouillé à quelques encâblures, car ici la
grève sert de port aux mareyeurs arrivant en charrette, aux
femmes munies de hottes pour emporter la pêche à Berckville
ou se répandre dans les rues de Berck-Plage en criant leur
poisson :

> Qui veut du beau maquereau,
> Tout frais sortant de l'eau ?

Plus loin, si la mer est basse, dans les grandes dépressions du
sol où elle laisse de l'eau et que les gens du pays appellent des
« bâches », des pêcheurs et pêcheuses de crevettes amateurs
vont poussant leur filet triangulaire ou rond ; le plus près de la
vague possible, les voitures des malades défilent lentement, les
roues sur la frange même de l'écume, parce qu'il paraît, — et
c'est une opinion qui n'entend point raillerie, — que la vertu de
la mer se communique ainsi au patient et que l'air est meilleur

qui n'a pas encore cessé son contact avec la lame. A travers tout
cela circulent des marchands et des marchandes de gâteaux, une
fille du pays escortée d'une vache et de deux chèvres dont, à
l'heure du goûter, elle vend sur place le lait dans un verre difficilement rincé, et un petit homme, court de jambes, rond de tête
et de corps, porteur d'une casquette plate et parfois d'une veste
blanche, qui offre dans une étincelante corbeille en verroterie de
longs bâtons de réglisse et de guimauve mous, faciles à allonger
presque indéfiniment. Ces friandises s'appellent, en raison de

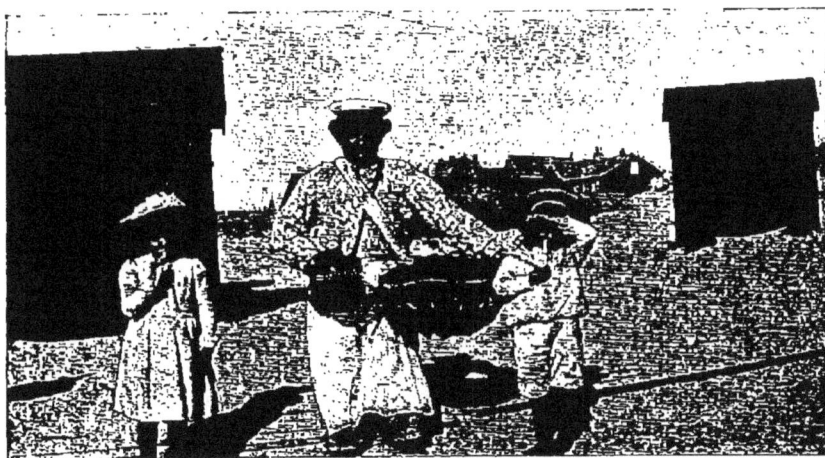

Le père Kilomètre, marchand de guimauve.

leur propriété d'extension, des kilomètres; le marchand est lui-
même le père Kilomètre : *Voilà le père Kilomètre, avec ses petites
jambettes !* La roulotte qu'il habite avec sa famille, établie à de-
meure dans un terrain vague d'une rue de Berck-Plage, porte le
nom parfaitement justifié de villa Kilométrique. Le père Kilomètre et sa villa sont célèbres parmi les enfants et les parents de
la plage, et je suppose qu'il pourra, dans quelques années, re-
miser sa roulotte sous le hangar d'une petite maison bien à lui.
    Pour une station balnéaire où l'hygiène doit jouer un si grand
rôle en raison même de l'état dans lequel se trouve la majorité
ou du moins la partie la plus intéressante de ceux qui espèrent
en profiter, il est permis, — sans toucher aux questions de voirie
et d'égoûts qui fourniraient tant à dire, — de trouver à cette

agglomération des cabines et, conséquemment, des familles en un même point, de sérieux inconvénients. Toutes ces petites constructions de bois sont placées hors de la portée des plus hautes mers, sur une bande de sable qui, depuis je ne sais combien d'années, reçoit les ordures des maisons dont les terrasses la bordent et qui se jonche chaque jour, pendant quatre ou cinq mois, des restes des repas faits en plein air, des détritus de toute sorte qu'y jettent les pêcheurs, des immondices qu'y laissent bêtes et gens. On conçoit qu'il se forme ainsi un sol factice, une sorte de *compost* plein de matières putrides et fermentescibles qui ne contribuent pas à la pureté et à la salubrité de l'atmosphère. Il faut même que cette atmosphère soit exceptionnellement pure et salubre pour n'être pas empuantie et empoisonnée par l'accumulation de tels dépôts. Les personnes qui ne peuvent longer la mer en se promenant et qui ont besoin de sable sec pour y séjourner et s'y reposer sont donc bien inspirées lorsqu'elles s'écartent de la foule et vont chercher, soit du côté de Terminus, soit au delà de l'Hôpital maritime, un voisinage moins bruyant et grouillant, un sable moins contaminé.

Avant de quitter ce bord de mer, où le flot, gris à l'ordinaire, a je ne sais quel aspect propre à éveiller en l'âme le pressentiment du malheur, je veux dire un mot d'une cérémonie que la foi simple des pêcheurs a conservée ici, comme celle des Bretons en conserve une analogue à Paimpol et ailleurs. Au commencement de la saison, chaque année, le clergé de Berckville, suivi de presque toute la population, va processionnellement bénir la mer. Derrière les prêtres marchent les enfants de chœur, des jeunes garçons, des jeunes filles vêtues de blanc, les confréries et associations pieuses, avec bannières et étendards. Des marins portent une réduction de navire ; d'autres la statue toute dorée de saint Joseph ; d'autres encore celle de Notre-Dame de la Mer, ou des Sables, peut-être, car c'est sous cette invocation qu'est placée l'église de Berck-Plage, dont la construction en bois ne laisse pas que d'être originale. Enfin viennent les femmes, toutes en robe noire et corsage noir, coiffées d'un bonnet blanc tuyauté, avec les brides attachées devant en un gros nœud. On les prendrait pour des filles d'une même congrégation. Et, en fait, on ne se tromperait pas, c'est la congrégation des « matelotes » berckoises, des femmes, filles, promises de pêcheurs voués à la mer, venues pour prier avec amour et terreur. L'officiant monte avec son cortège sur un bateau pavoisé pour la circonstance et, de là, il adresse à son peuple une allocution, dont le bruit se confond avec celui de la vague et du vent; puis il bénit la mer en l'adjurant d'être clémente aux pêcheurs. Cette cérémonie de grande allure, émouvante en sa naïveté, est appelée par les vieux de Berckville le *Lavage de saint Pierre* (1).

L'élément mondain qui, pendant la saison, est très considérable à Berck, a pour se divertir, en dehors des excursions, des

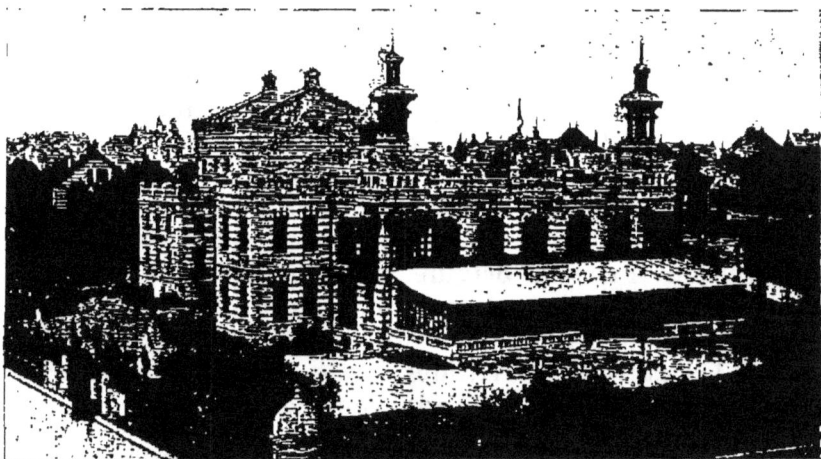

Le Kursaal.

parties de pêche et de la chasse aux oiseaux de mer sur la grève et dans les rares dunes non gardées, un kursaal, un casino devant la plage, dans la même situation que les grands hôpitaux et l'Institut orthopédique, et deux autres casinos dans l'intérieur de la ville. Il y en a même un quatrième à Terminus, mais qui n'a pas encore réussi à faire ses frais ni même à se maintenir ouvert, malgré sa situation pittoresque à deux pas d'une belle route en terrasse récemment construite le long du rivage. Son jour viendra, sans doute, car Berck-Plage ne peut s'étendre que de ce côté et le nouvel Institut orthopédique, plus encore que cette terrasse inachevée, contribuera puissamment

(1) L. DUPLAIS. *Berck-sur-Mer; Ville et Plage;* p. 200.

à mettre dans ce quartier presque désert l'activité et la vie ; mais ce jour n'est pas encore venu. Il semble qu'il soit passé pour l'un des établissements de ce genre, très vaste et situé à l'autre extrémité, entre l'église et l'Hôpital maritime. Quoi qu'il en soit, il est clair que les plaisirs que procurent les troupes de passage, le personnel des cafés-concerts, les petits chevaux, les cartes, les bals payants et l'absortion de consommations distinguées, n'ont pas assez d'amateurs à Berck pour faire une clientèle à tant de débits.

La vie dissipée, bruyante et rieuse des autres stations balnéaires ne manque pas ici ; pourtant ceux qui voudront l'exciter en allant au devant de ses besoins risqueront d'avoir à s'en repentir ; elle ne comptera jamais qu'un contingent restreint dans la population étrangère de Berck-Plage. Deux ou trois casinos lui suffisent amplement ; mais vous pouvez multiplier sans crainte les maisons de santé, les cliniques et les dispensaires : ils ne chômeront jamais ; des quatre coins du monde, en quantité toujours croissante, il viendra de quoi les remplir et les occuper. Par son origine, par son développement, par ses ressources spéciales et par sa nature même, Berck-Plage, rendez-vous à la mode des touristes et des baigneurs, est aussi, parmi les stations maritimes, celle où l'on peut, avec le plus de confiance et de certitude venir demander « la santé par la mer ».

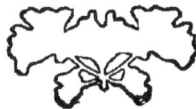

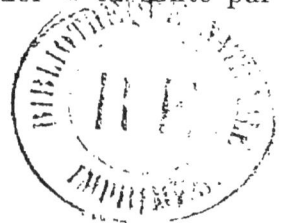

BIBLIOGRAPHIE

H. Cazin. — Les Établissements hospitaliers à Berck-sur-Mer. 1885.

Danvin. — Berck-Guide. 1885.

L. Duplais. — Biographie du Dr H. Cazin. 1892.

Ch. Dequéker. — Guide-annuaire Bijou. 1894.

Bourneville et **Albin Rousselet.** — Berck-sur-Mer. Vol. 6 de la *Grande Encyclopédie*.

Dr F. Calot. — De la valeur du traitement marin contre les tuberculoses ; Indications et contre-indications. 1895.

Dr F. Calot et **H. de Rothschild.** — Le Dispensaire H. de Rothschild à Berck-sur-Mer. 1895.

Dr Pierre. — Guide médical du traitement marin à Berck-sur-Mer. 1897 et 1898.

Wallet. — Berck-sur-Mer. 1898.

Ch. Dequéker. — Berck-Plage. 1898.

Frantz Jourdain. — Les Peintures décoratives d'Albert Besnard à l'hospice de Berck (*Revue des arts décoratifs*, mars 1900).

L. Duplais. — Berck-sur-Mer, ville et plage. 3e éd. 1900.

F. Calot. — Les Maladies qu'on soigne à Berck. 1900.

F. Calot. — L'Hôpital N. de Rothschild à Berck-sur-Mer. 1900.

Société d'hydrologie médicale de Paris. — Stations hydro-minérales, climatériques et maritimes de la France. 1900.

A. Ganier. — Deux asiles maritimes (*Le Monde moderne*, avril 1901).

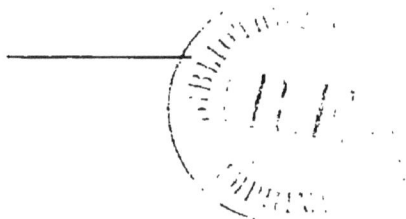

TABLE

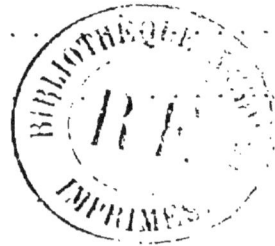

Paris. — Imp. Larousse, 17, rue Montparnasse.

POUR LES ÉTRANGERS

NOTIONS PRATIQUES

La vie a Berck est plus facile et, partant, moins chère que dans toutes les autres stations balnéaires du réseau du Nord.

On y trouve à louer des chalets confortables de toutes les grandeurs et à tous les prix.

Les hôtels, maisons de famille et appartements meublés y offrent toutes les commodités, aux petites bourses aussi bien qu'aux grosses.

Non seulement le poisson y est exquis et à un bon marché réjouissant pour les ménagères, mais toutes les autres nécessités de l'existence y abondent, et pour se fournir de comestibles et de boissons de toutes sortes, de vêtements, de nouveautés, de meubles, de porcelaines, d'ustensiles, de jouets, de curiosités, etc. — sans compter les spécialités de l'industrie du pays — il n'est ni utile ni avantageux de recourir aux magasins de Paris où des grands centres.

Nous croyons donc rendre service aux étrangers en leur donnant ci-contre les noms de quelques-unes des principales maisons de Berck-Plage, où l'on est sûr de trouver, avec l'accueil le plus courtois, les soins les plus empressés, l'hygiène la meilleure et les produits les plus parfaits.

GRANDE ÉPICERIE CENTRALE

A. ENAULT
R. HUET, Successeur

Rue de l'Impératrice
BERCK-PLAGE

PRODUITS ALIMENTAIRES FÉLIX POTIN

DÉPOT DE LA BIÈRE KARCHER

Vins de table, rouges et blancs

VINS FINS ET ÉTRANGERS
CHAMPAGNE

Liqueurs de marque

FRUITS ET PRIMEURS, ARRIVAGE TOUS LES JOURS

BALAIS ET BROSSERIE

L'Épicerie Centrale ne met en vente que des produits
de premier choix, hygiéniquement irréprochables et à des prix
défiant toute concurrence.

Demander le Catalogue. — Livraisons à domicile.

INSTITUT ORTHOPÉDIQUE DE BERCK

MAISON SAINT-FRANÇOIS-DE-SALES

— Ouvert toute l'année —

REÇOIT LES ENFANTS ANÉMIÉS OU MALADES

seuls ou accompagnés.

ÉTABLISSEMENT DE TOUT PREMIER ORDRE

ÉDIFIÉ SUR LA PLAGE MÊME

Réunissant, avec tout le confort moderne désirable,
toutes les ressources connues pour assurer les traitements médicaux
et orthopédiques les plus complets.

ÉCLAIRAGE A L'ÉLECTRICITÉ — CHAUFFAGE A LA VAPEUR A BASSE PRESSION — TÉLÉPHONE — ASCENSEURS

Bains et douches d'eau de mer et d'eau douce.

CLINIQUE renfermant des salles de pansements, d'opérations,
de photographie, de rayons X, d'électricité médicale, de massage, etc.

GRAND PAVILLON SPÉCIAL DE **MÉCANOTHÉRAPIE**

ET DE

GYMNASTIQUE MÉDICALE SUÉDOISE

Ateliers pour la construction de tous les appareils orthopédiques.

CONDITIONS

Adultes. — Pension et chambre. . . . . à partir de 7 fr. par jour.

Enfants. — Pension et chambre. . . . . à partir de 4 fr. par jour.

Conditions spéciales pour les personnes de service
accompagnant les malades.

A JEANNE D'ARC

Maison CH. BRESSON

Rue Carnot, BERCK-PLAGE

LE BAZAR

FAIENCES. PORCELAINES.

CRISTAUX. VERRERIES. POTERIE. FER BATTU. FER ÉMAILLÉ.

ARTICLES DE MÉNAGE DE TOUTES SORTES.

ARTICLES DE BUREAU. JOUETS. PARASOLS. SIÈGES DE PLAGE

FILETS ET ARTICLES DE PÊCHE

LA MAISON SPÉCIALE DE FANTAISIES

BIJOUTERIE. ORFÈVRERIE.

OBJETS D'ART SIGNÉS. BIBELOTS D'ÉTAGÈRE

SOUVENIRS DE LA PLAGE : NACRES. IVOIRES, COQUILLAGES.

FAIENCES LOCALES ET DE TOUTE PROVENANCE

CARTES POSTALES ILLUSTRÉES

Vues de Berck et des environs. Trois éditions différentes

BAZAR JEANNE D'ARC

Maison CH. BRESSON

Rue Carnot

OUVERT TOUTE L'ANNÉE

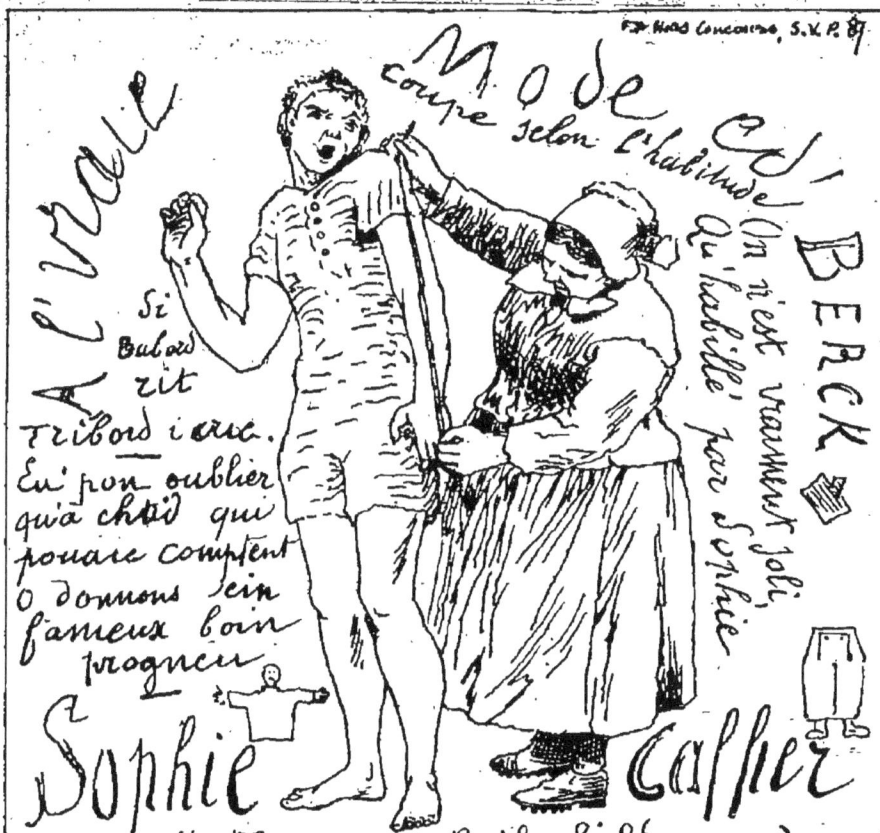

MAISON SPÉCIALE DE FAMILLE

HOTEL-RESTAURANT

Table d'Hôte et Service spécial par petites Tables

3, avenue de la Gare, 3, BERCK-PLAGE

(A LA DESCENTE DU CHEMIN DE FER)

--- Maison ouverte toute l'année ---

MLLE A. DAMANT

PROPRIÉTAIRE

Déjeuner.	**3** fr. »	VIN
Dîner	**3** fr. »	COMPRIS
Petit Déjeuner.	» fr. **75**	

CHAMBRES TRÈS CONFORTABLES

On traite à l'amiable pour séjour prolongé.

CUISINE BOURGEOISE

VINS DE TOUTE PREMIÈRE QUALITÉ

On ne reçoit que les dames et les personnes en famille.

SOINS SPÉCIAUX
donnés aux enfants délicats accompagnés de leur gouvernante.

INSTITUT & MAISON NOTRE-DAME

ÉTABLISSEMENTS OUVERTS TOUTE L'ANNÉE

Situées de chaque côté de l'Entonnoir,
à l'endroit où commence la plage, ces Maisons,
dirigées par les Religeuses de Notre-Dame,

RECOIVENT :

L'une, les dames et les enfants ;
les jeunes filles qui ne peuvent être accompagnées
y trouvent une vie de famille ; — c'est la
Maison Notre-Dame;

L'autre, l'**Institut Notre-Dame**, est affectée
aux jeunes gens et aux petits garçons dont l'état
de santé réclame pour un certain temps
le traitement maritime.

*Un quartier spécial, avec jardin, est consacré aux malades
atteints de coxalgie, de luxation congénitale, du mal de Pott, etc.*

La clinique de l'Établissement dispose de toutes les ressources
de la science moderne.

PRIX DE LA PENSION

Enfants au-dessous de 6 ans.	**3** fr. par jour.
— de 6 à 12 ans.	**4** fr. —
Grandes personnes.	**5** fr. —
Chambres. . . . . . de **1** à **3** francs.	

LES HONORAIRES DU MÉDECIN ET LES FRAIS DE PHARMACIE
SE COMPTENT A PART

Pour un séjour prolongé les conditions se traitent de gré à gré.

BAINS D'EAU DE MER ET D'EAU DOUCE
à l'Institut Notre-Dame.

*Pour tous autres renseignements, s'adresser à madame la Supérieure
de la Maison Notre-Dame.*

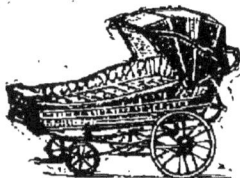
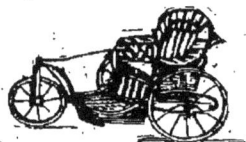